Simple Activities
For Seniors

"If you enjoyed my product, it would be greatly appreciated if you could leave a review so others can receive the same benefits you have. Your review will help me see what is and what isn't working so i can serve you better and all our other customers even more."

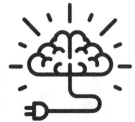

Train Brainbook

Please scan the QR code to access the Amazon review page

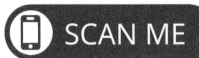

Bibliographical Note
Simple Activities For Seniors is a new work,
first published by Train Brainbook, Inc, in 2021

International Standard Book Number
ISBN: 9798701251388

Manufactured in US

Activities that make you happy

Thank you for choosing Train Brain Book.
We strive to publish unique books for all ages.

This activity book contains featuring coloring, sudoku, word Search, dot-to-dot and More!!

If you enjoyed our product, it would be greatly appreciated if you could leave a review so others can receive the same benefits you have. Your review will help us see what is and what isn't working so we can serve you better and all our other customers even more.

Thank you and Enjoy!

Contents

Flower

Apple

Leaf

Heart

Strawberry

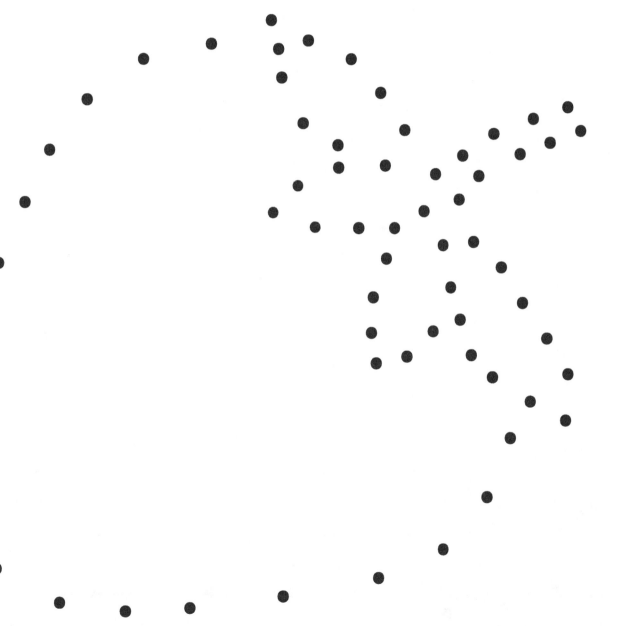

Cherry

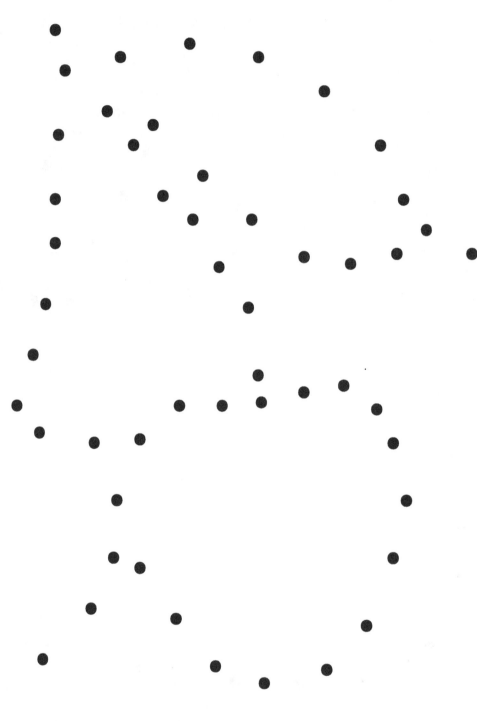

Christmas tree

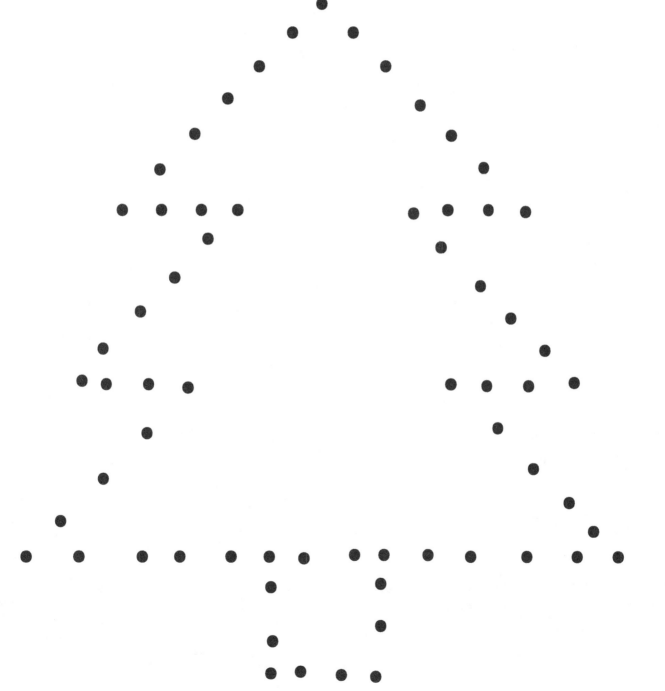

Pear

Star

Banana

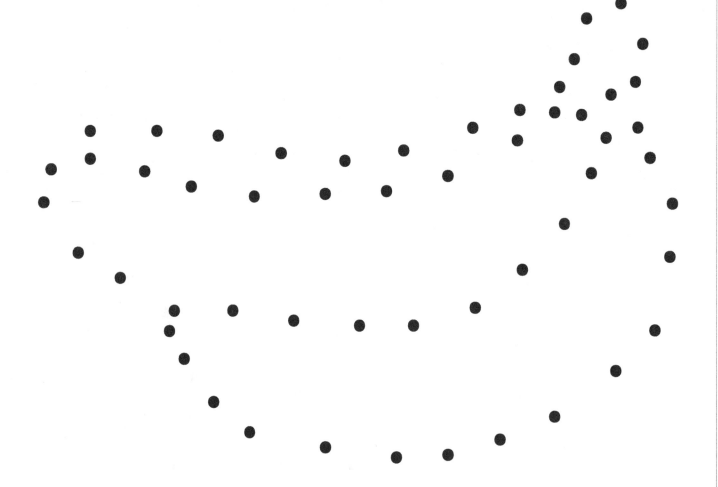

Anchor

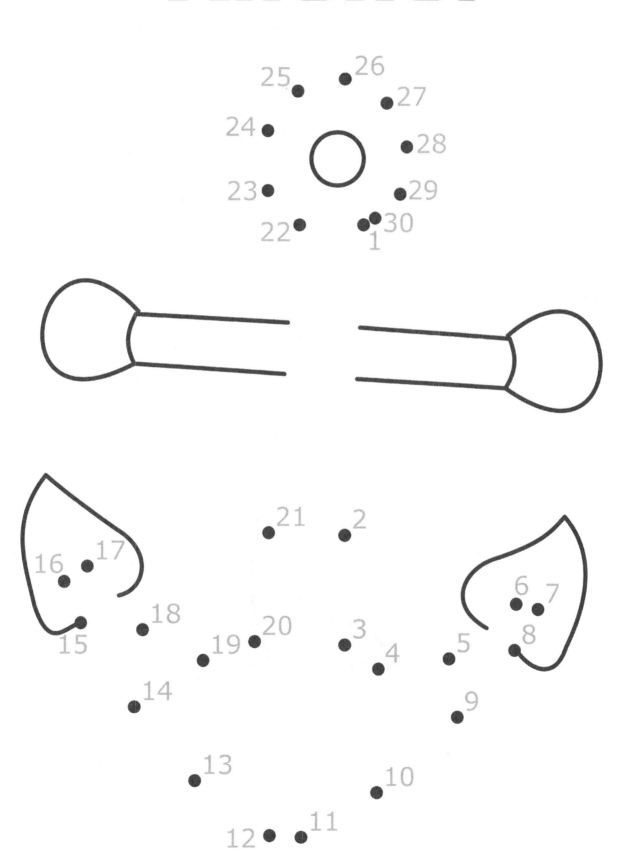

Hammerhead shark

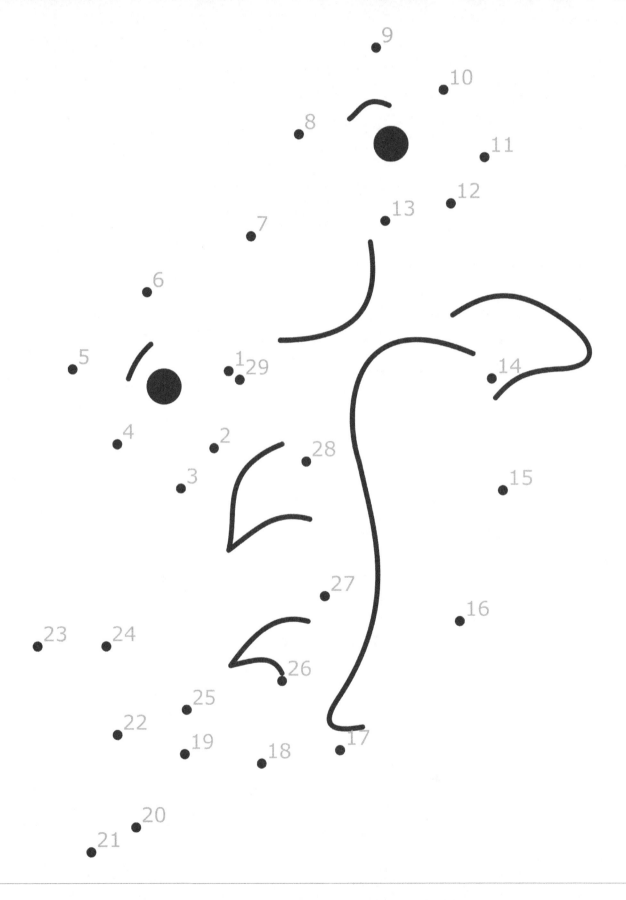

Dolphin

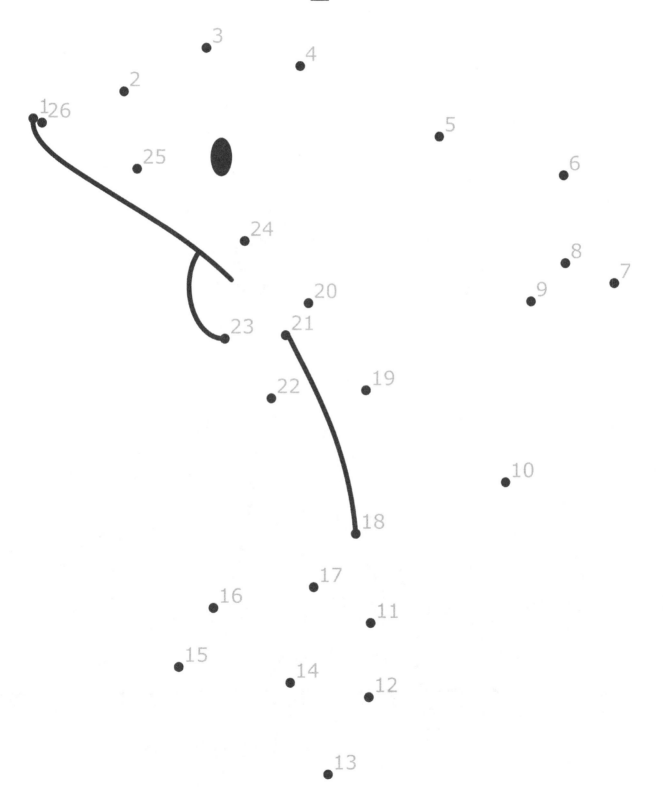

Octopus

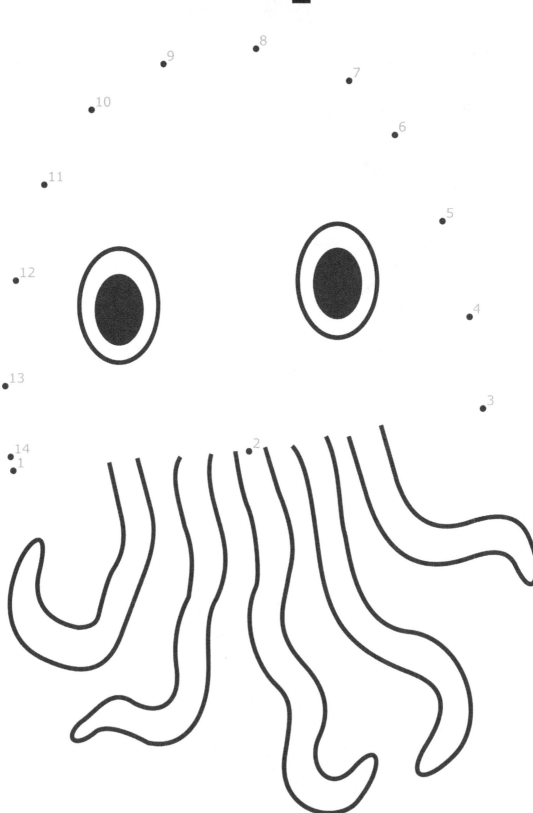

18

Seahorse

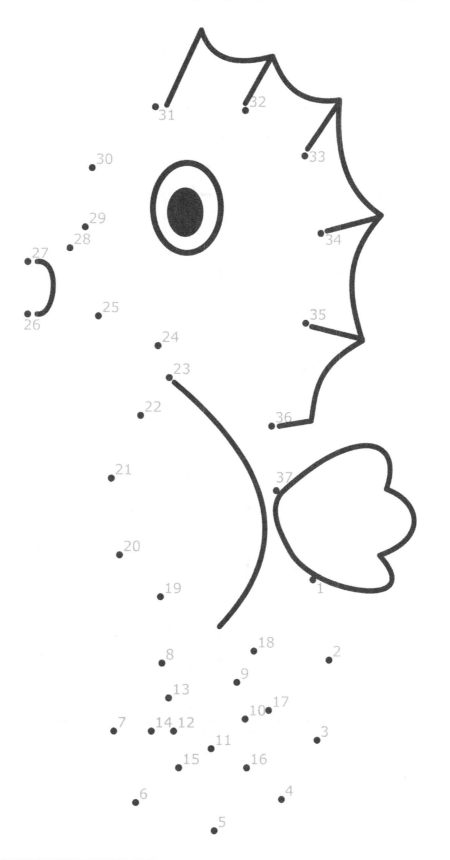

MAZE 1

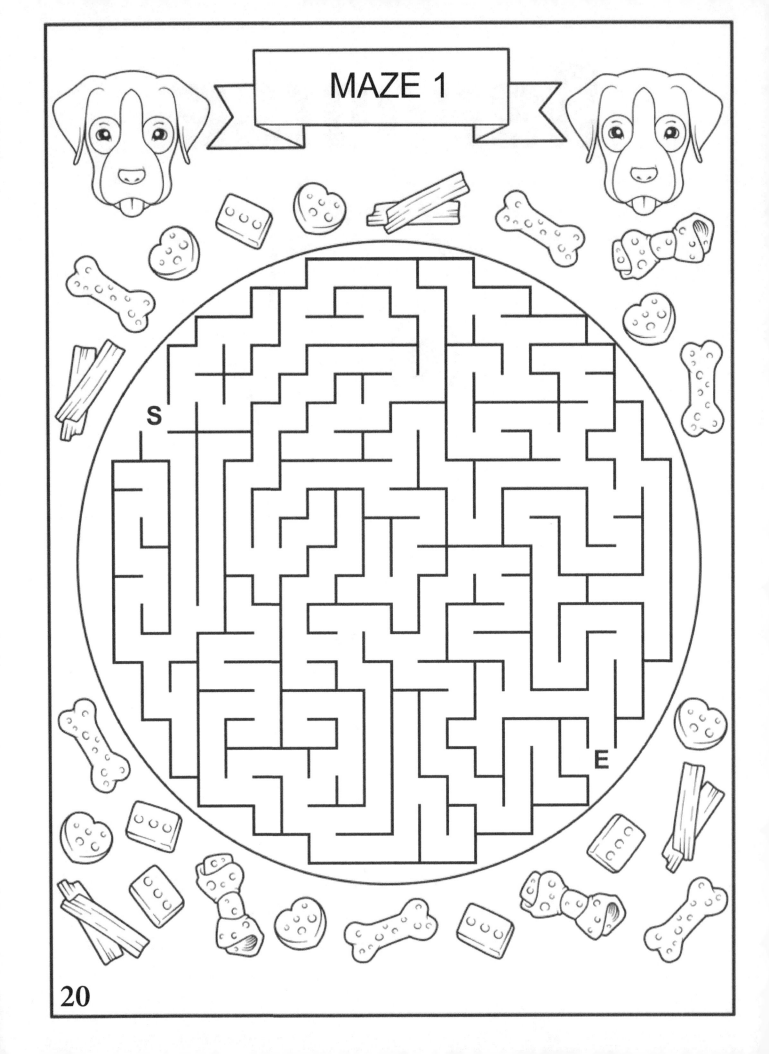

20

MAZE 2

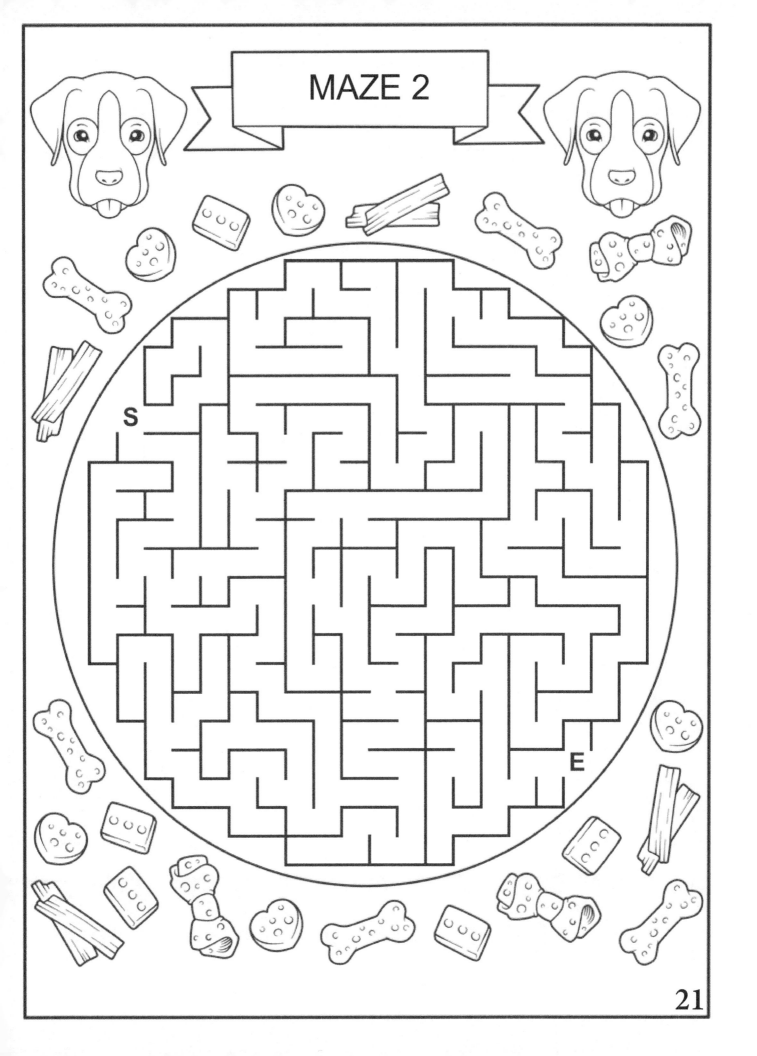

21

MAZE 3

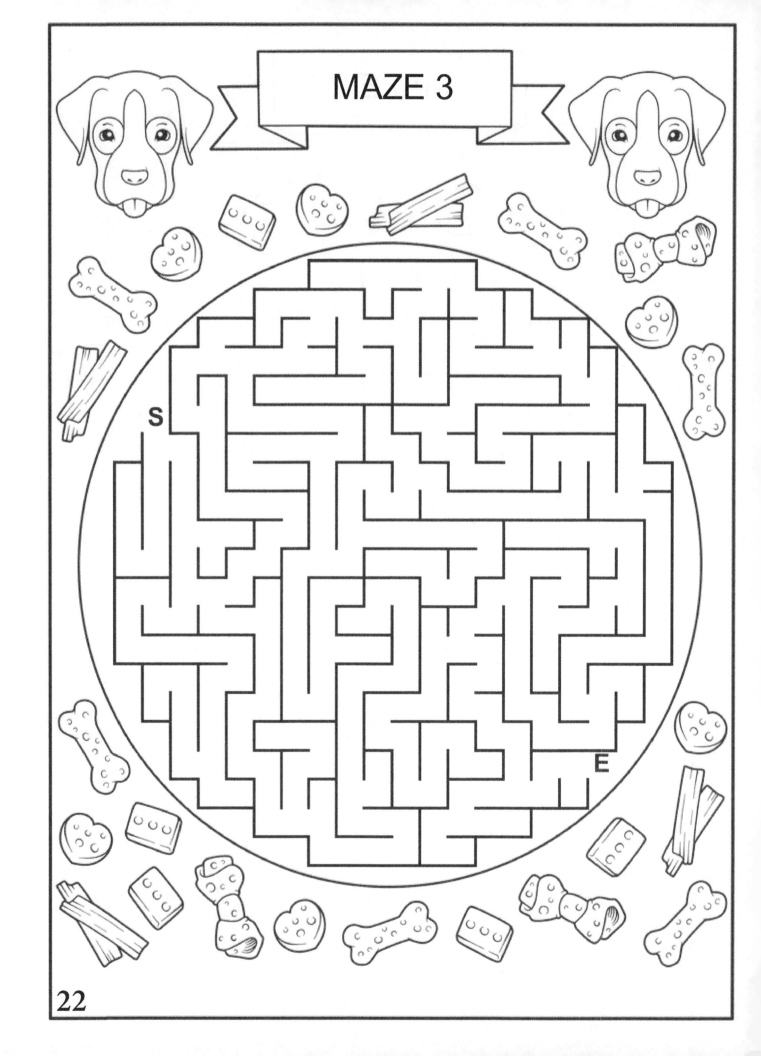

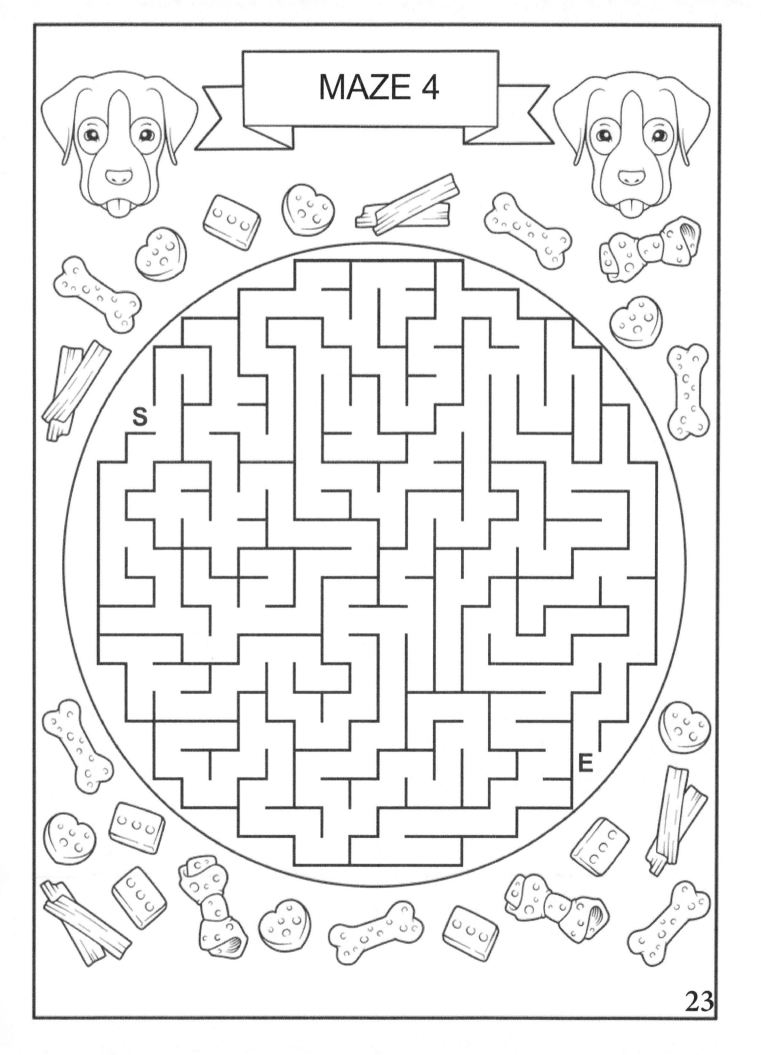

MAZE 4

23

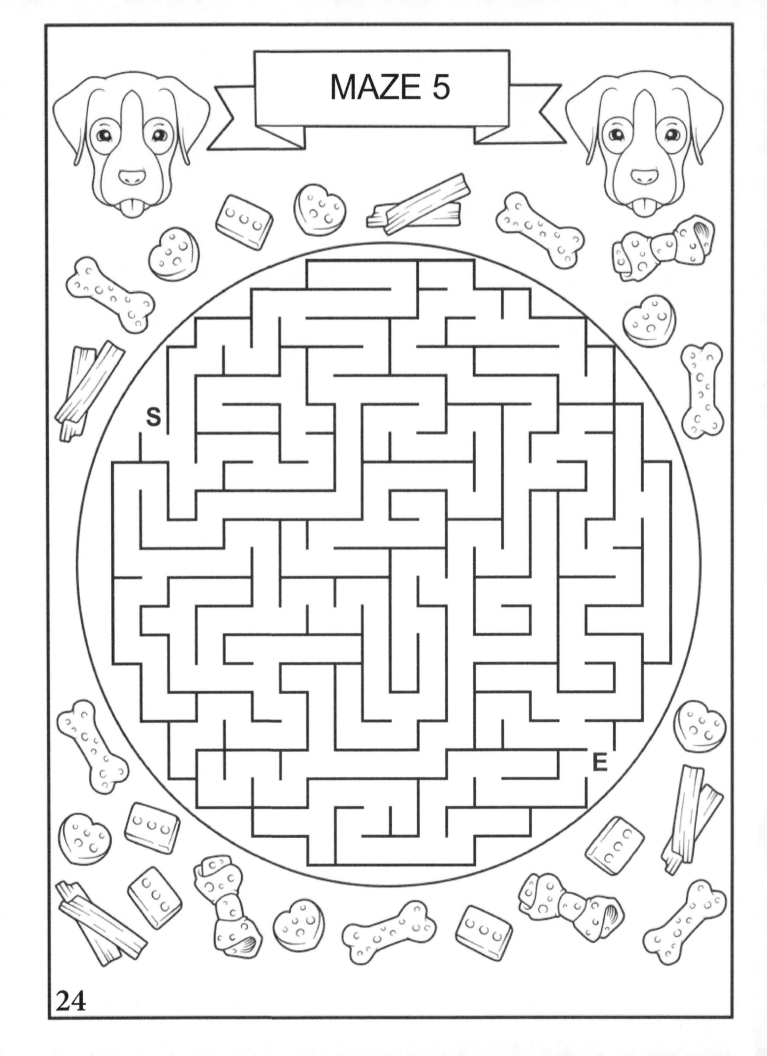

MAZE 5

24

MAZE 6

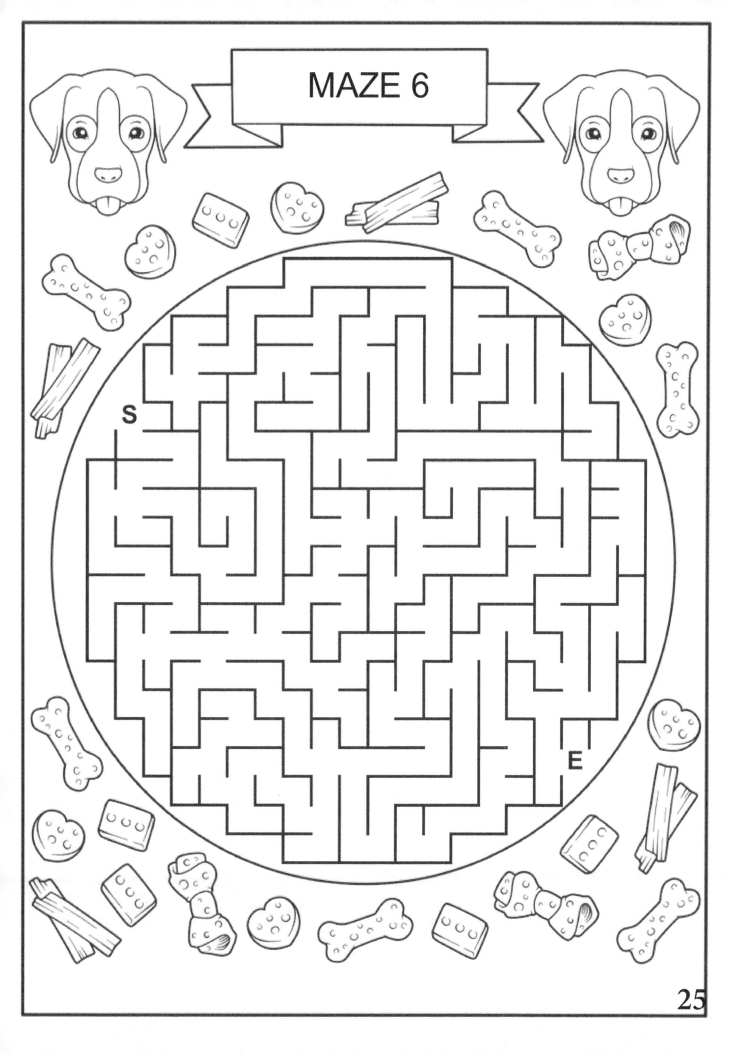

25

MAZE 7

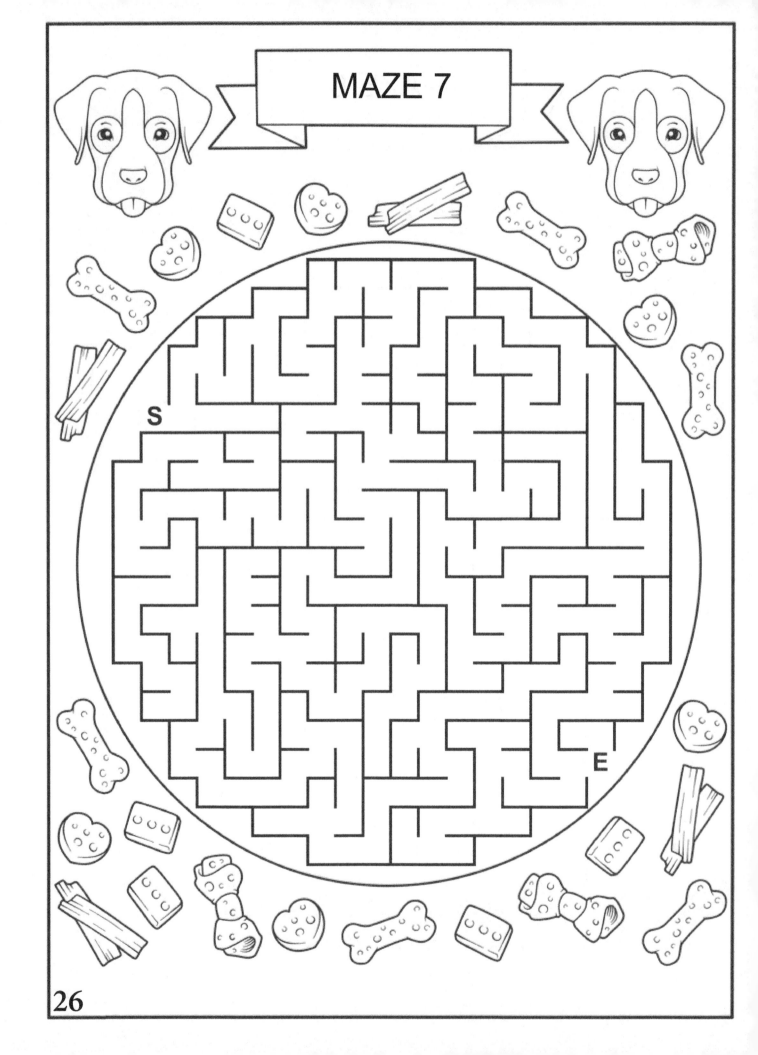

26

MAZE 8

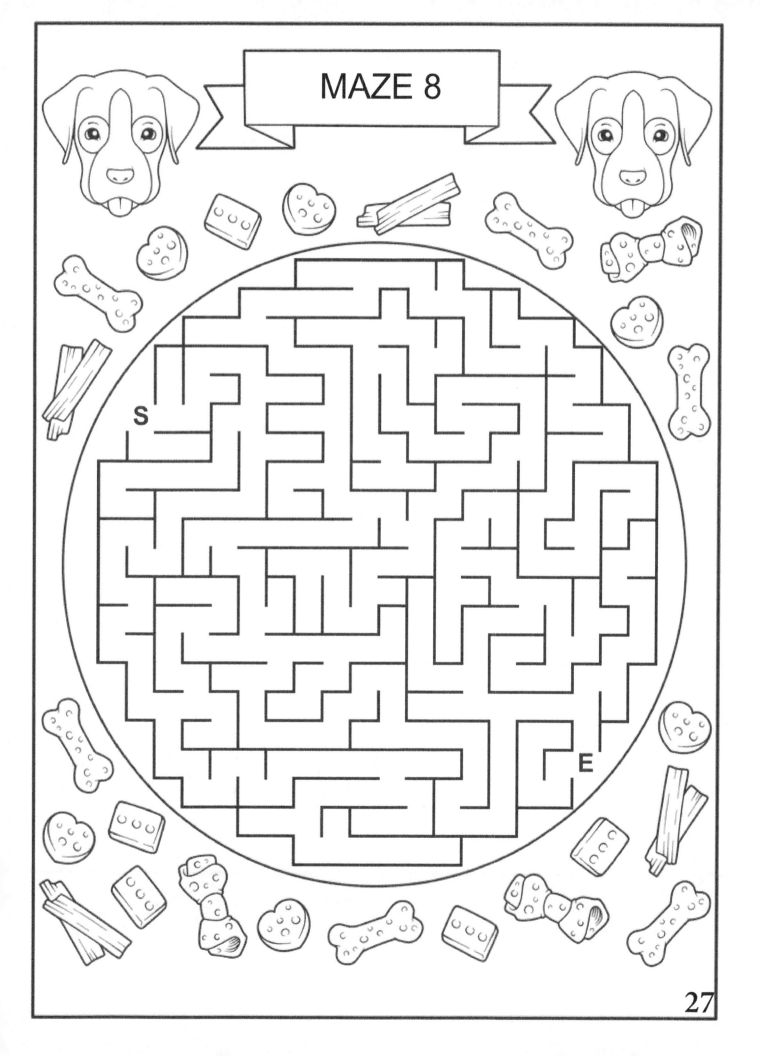

MAZE 9

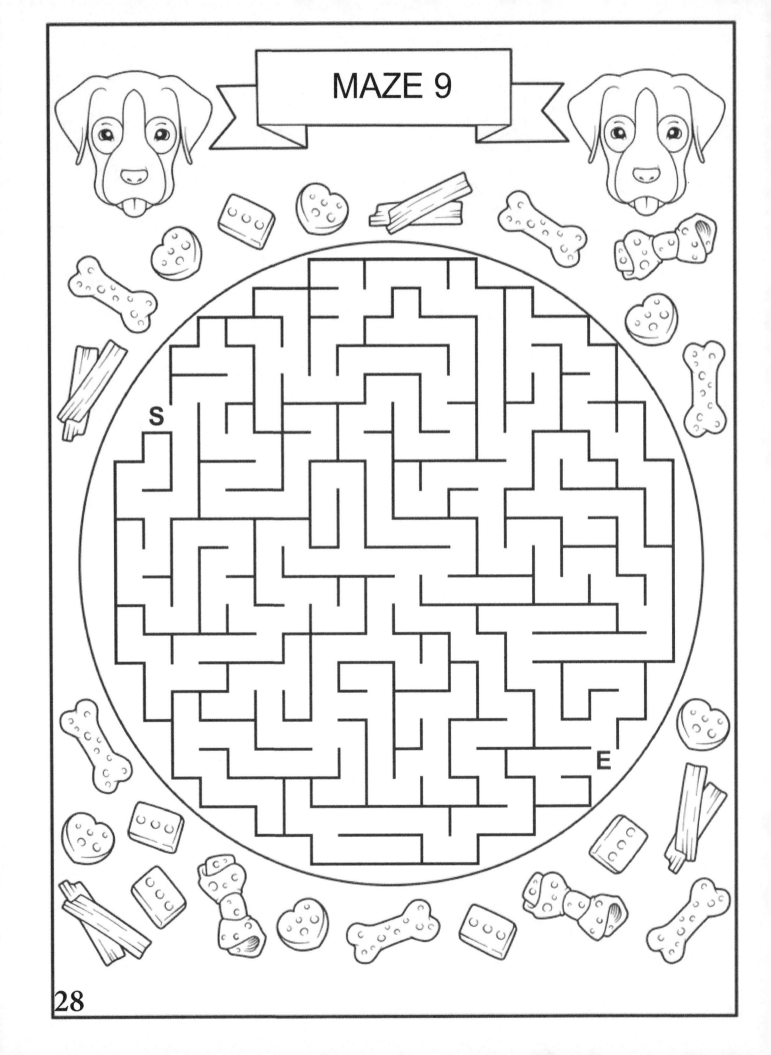

28

MAZE 10

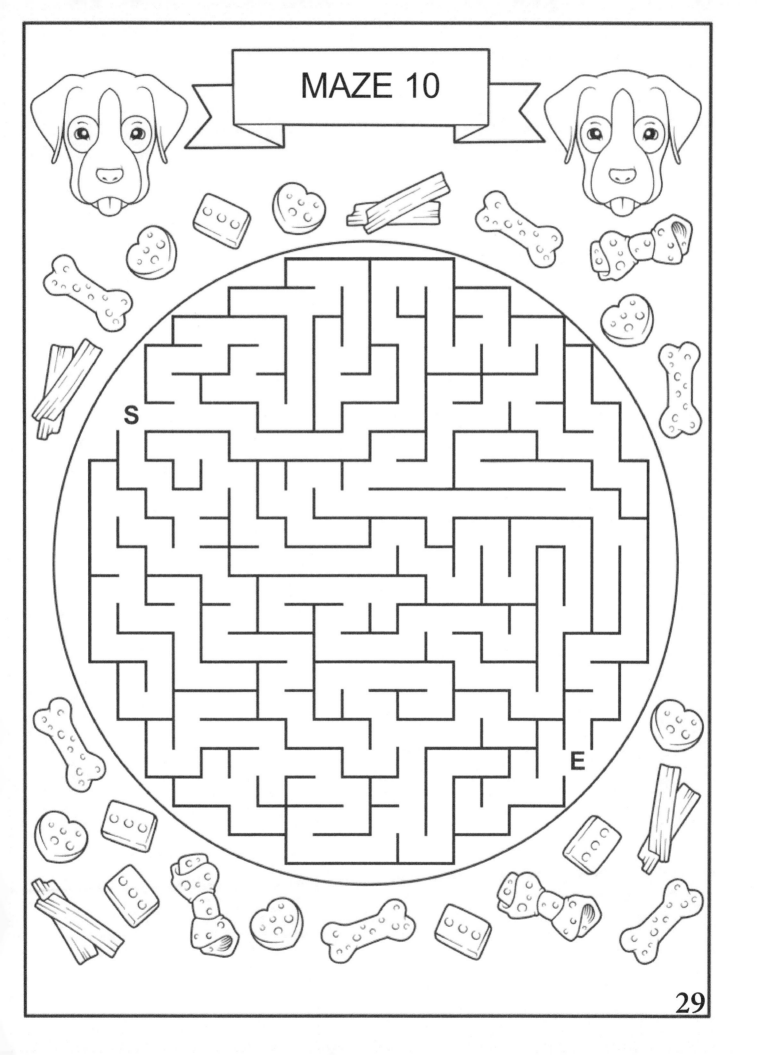

29

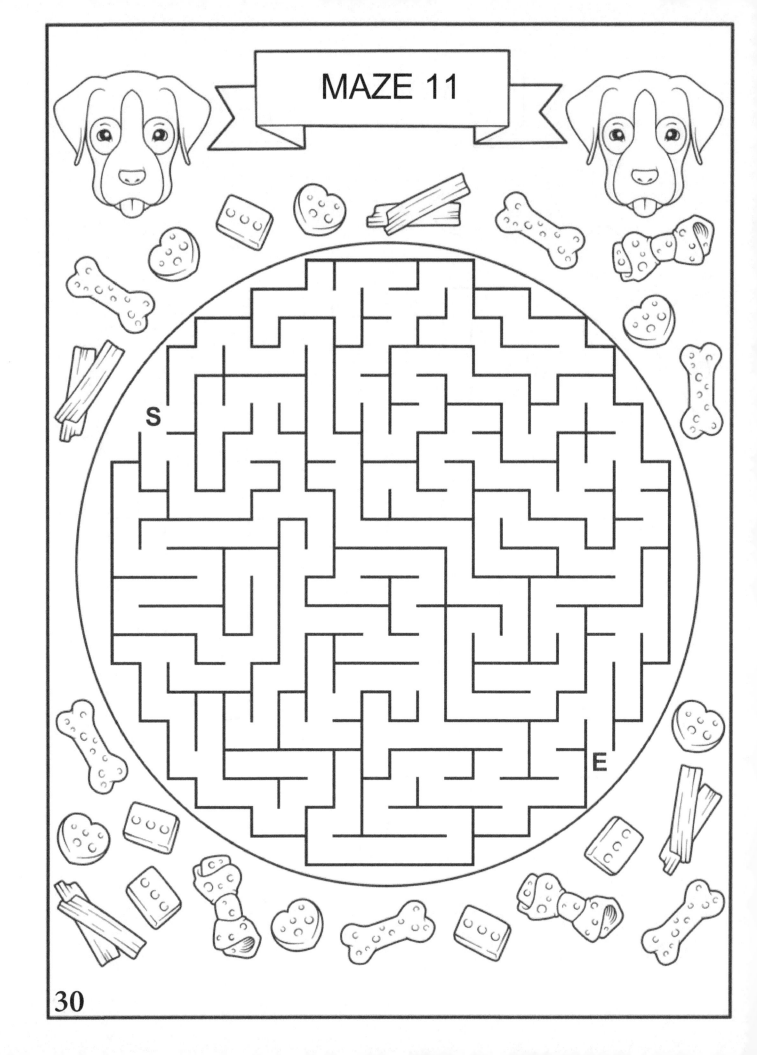

MAZE 11

S

E

30

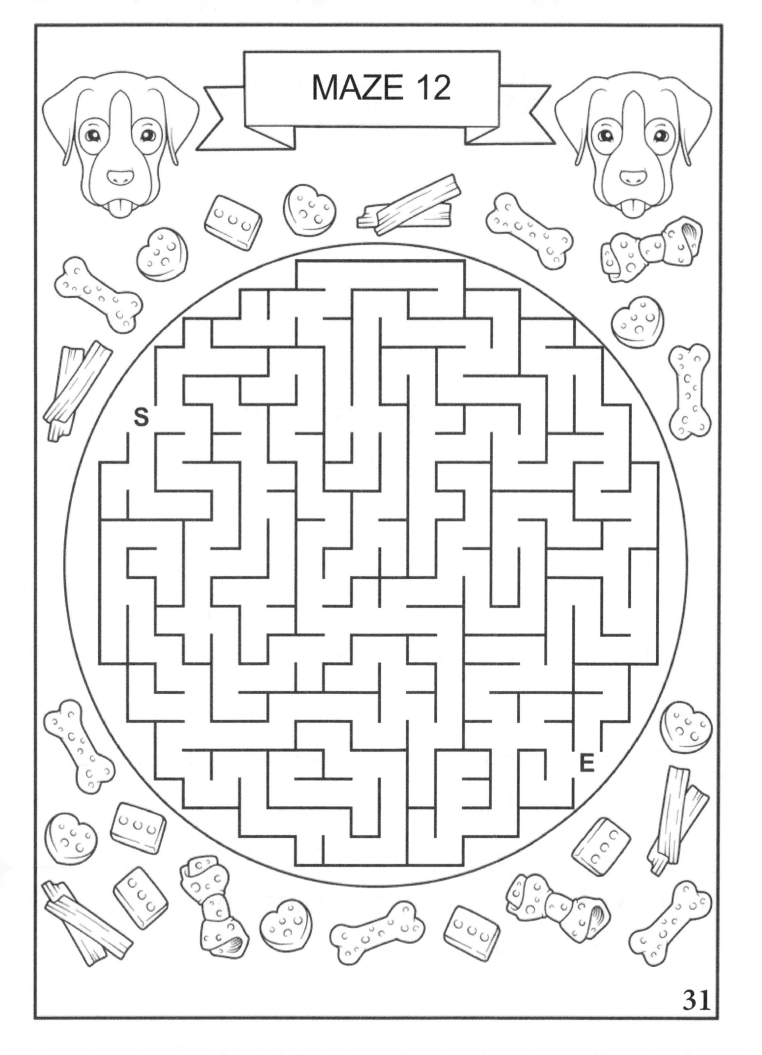

MAZE 12

31

How to play

For 6x6 Sudoku:

1- The grid is divided into 6 rows, 6 columns, and 6 smaller 2x3 boxes.

2- Your goal is to fill in the entire grid with numbers from 1 to 6.

3- Each row, column, and box must have all numbers from 1 to 6 without repeating any number.

4- Start by looking for rows, columns, or boxes that are missing some numbers. Fill in the missing numbers using logic and deduction.

5- Keep checking rows, columns, and boxes, making sure that you're not placing the same number in the same row, column, or box.

6- As you fill in more numbers, the puzzle will become easier to solve.

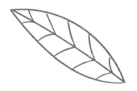

Puzzle #1

6x6 Sudoku

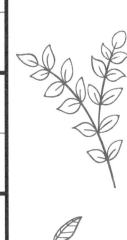

6				1	5
	5		3	6	2
5	1	4		3	
2	3	6	1		
1	4		6		
		2			

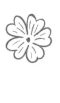

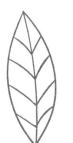

Puzzle #2

6x6 Sudoku

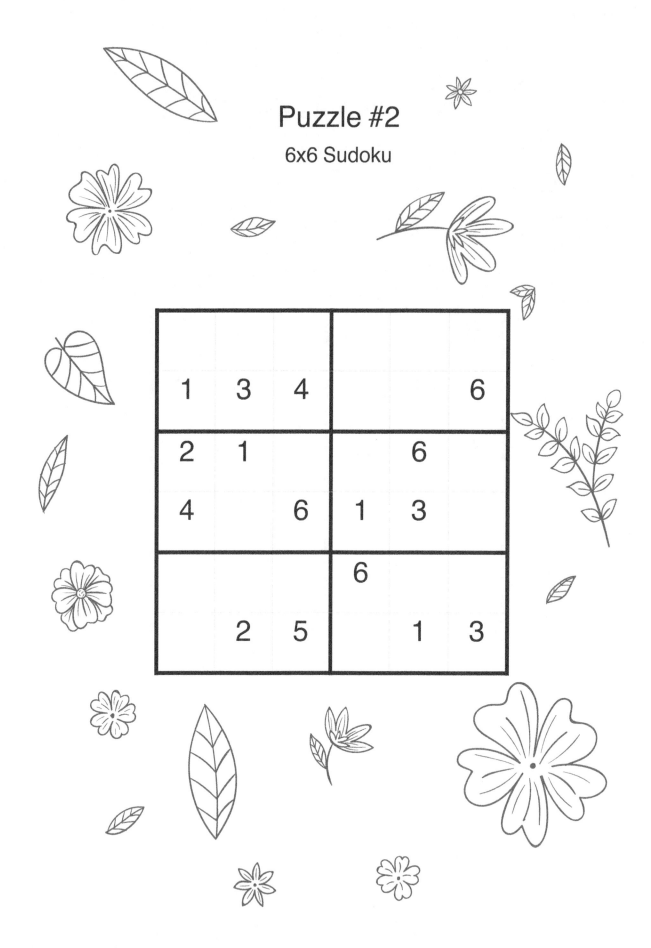

Puzzle #3

6x6 Sudoku

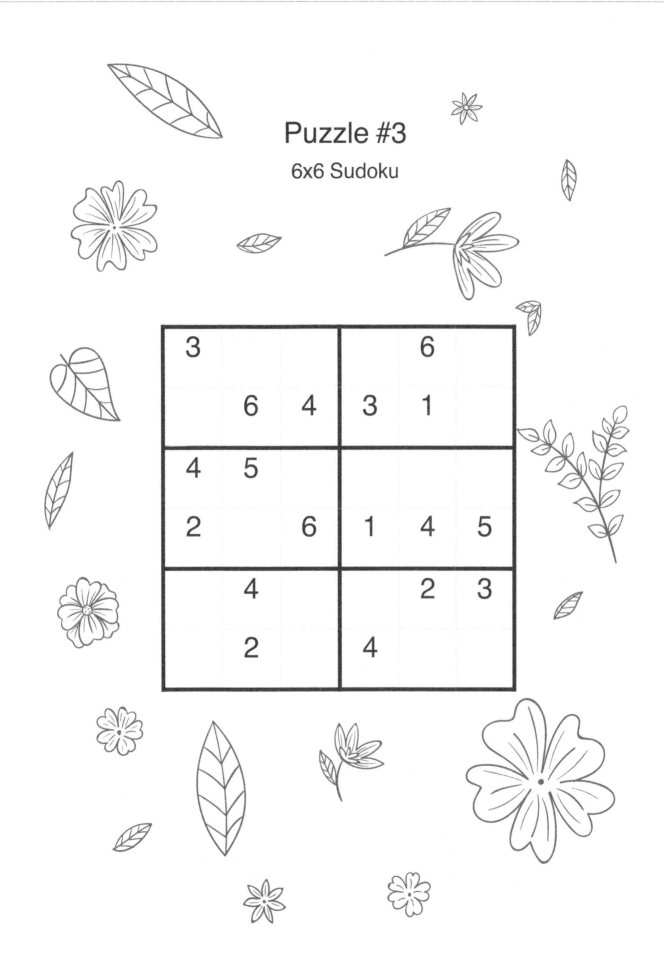

3				6	
	6	4	3	1	
4	5				
2		6	1	4	5
	4			2	3
	2		4		

35

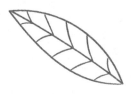

Puzzle #4

6x6 Sudoku

6		3	4	2	1
	2			6	
4			2		
5					
3		5	6		2
2		1		5	4

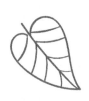

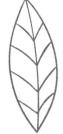

Puzzle #5

6x6 Sudoku

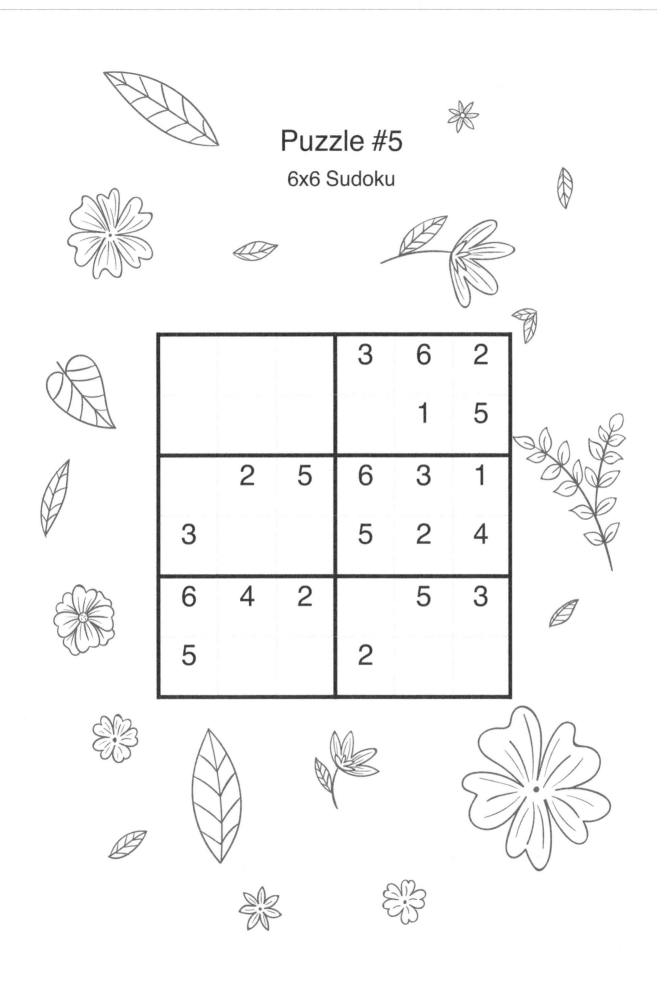

			3	6	2
				1	5
	2	5	6	3	1
3			5	2	4
6	4	2		5	3
5			2		

Puzzle #6

6x6 Sudoku

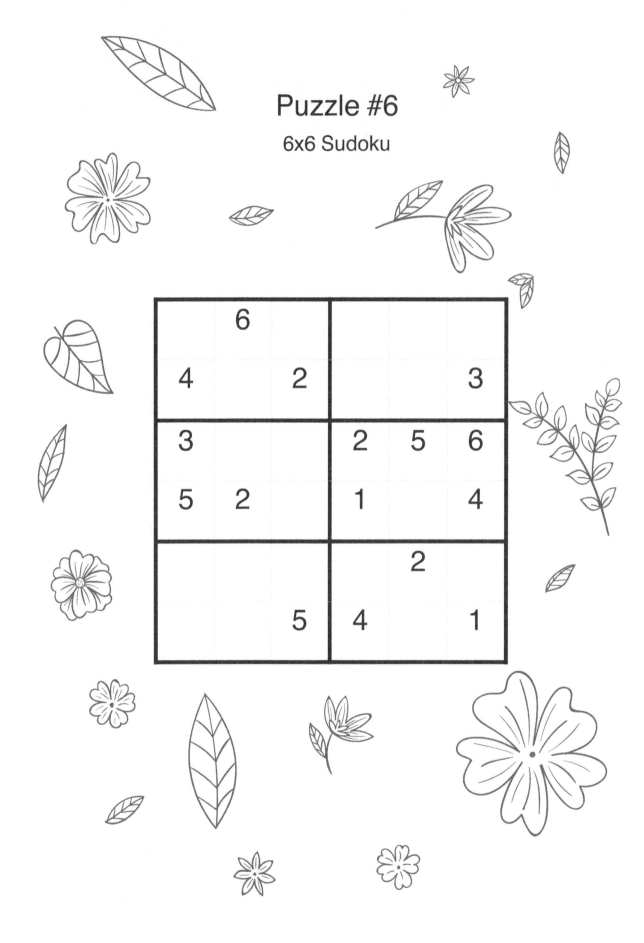

	6				
4		2			3
3			2	5	6
5	2		1		4
				2	
		5	4		1

Puzzle #7

6x6 Sudoku

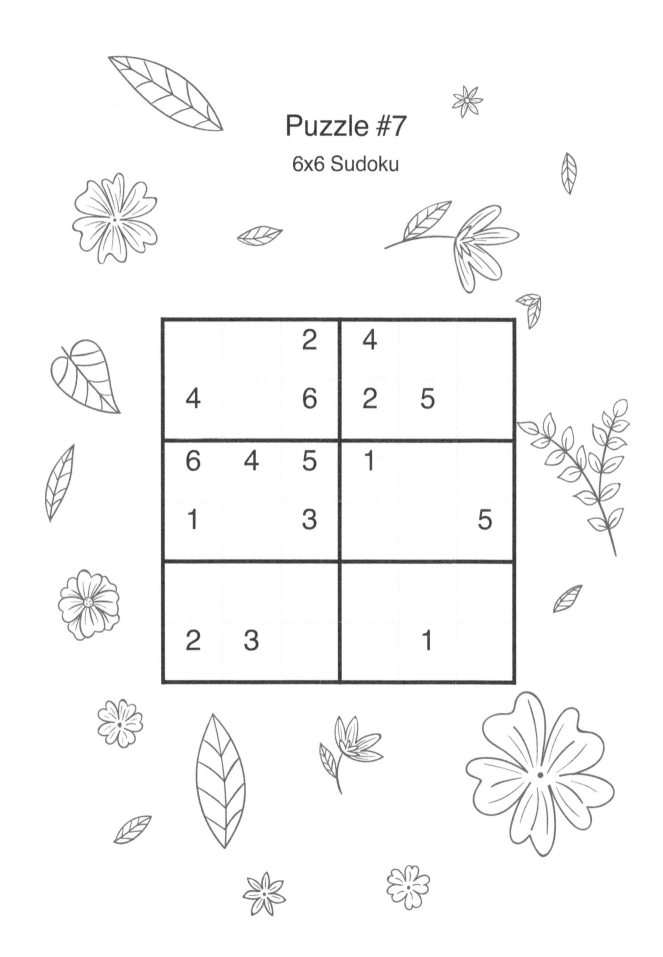

		2	4		
4		6	2	5	
6	4	5	1		
1		3			5
2	3			1	

Puzzle #8

6x6 Sudoku

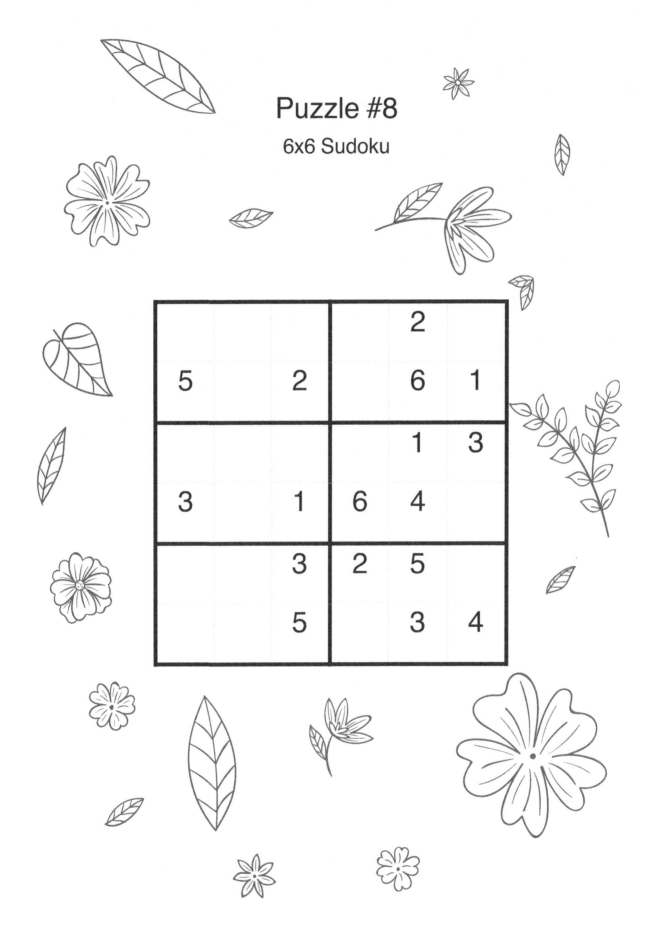

			2		
5		2		6	1
				1	3
3		1	6	4	
		3	2	5	
		5		3	4

Puzzle #9

6x6 Sudoku

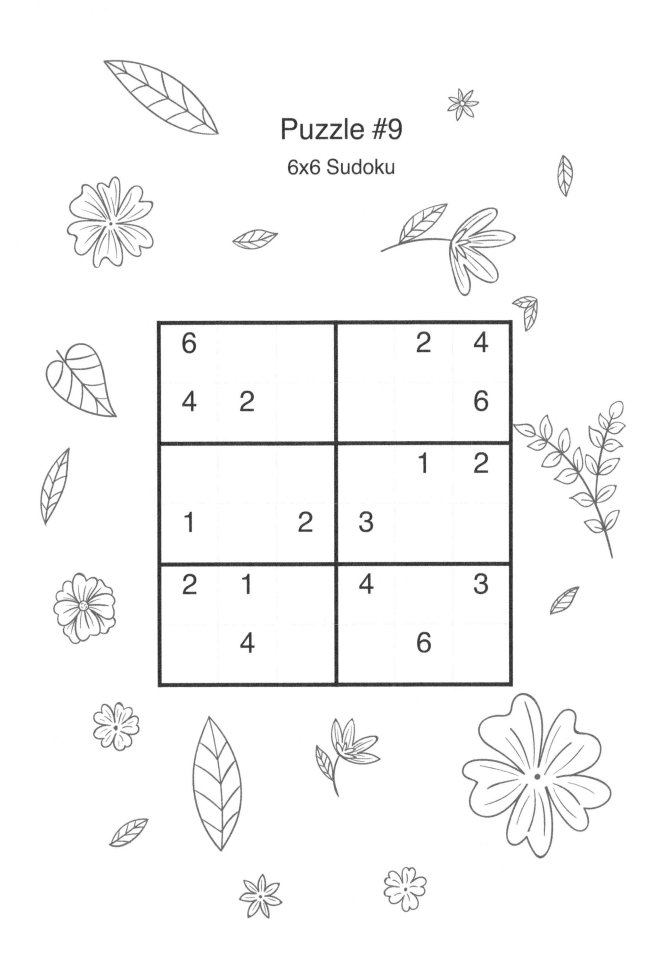

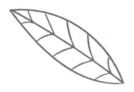

Puzzle #10

6x6 Sudoku

	4				6
6		5	1	2	
	5		4		
4	1			6	5
	2				3
3	6	4	5	1	

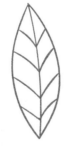

Puzzle #11

6x6 Sudoku

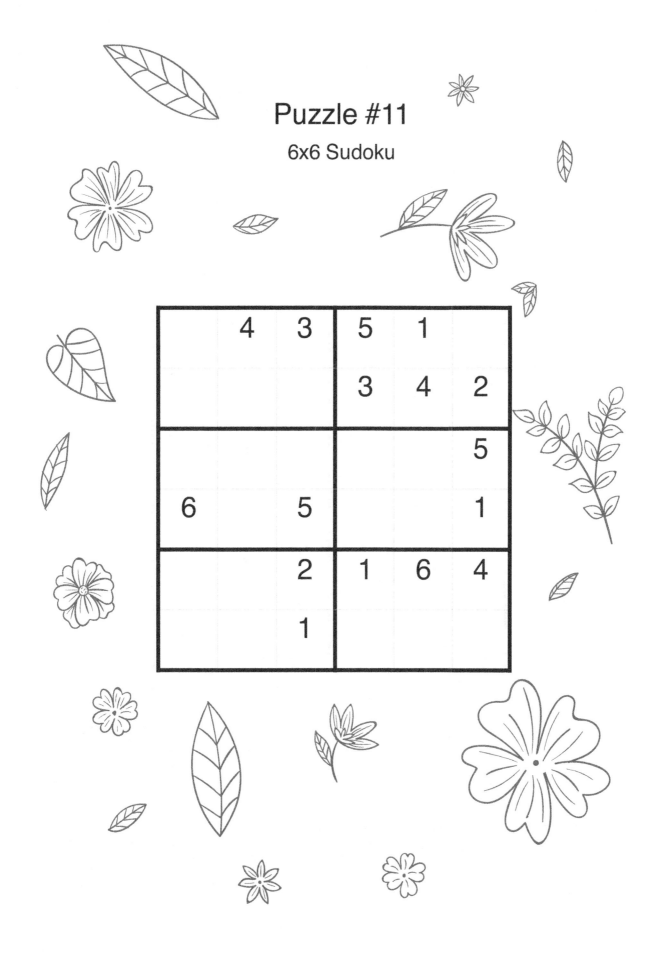

Puzzle #12

6x6 Sudoku

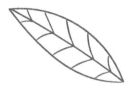

				1	
1			4	5	
5		1	2	6	
2	3	6	5	4	1
	1	4	6	2	
				3	

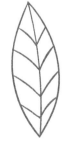

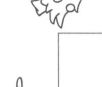

Puzzle #1

9x9 Sudoku

					4	7		2
1	4			3		6		
	3	6		8				1
		1	5			3		
9			2			4	8	
				4				9
2			3		6			4
	9		8			1	5	
3	5	7	4	1				6

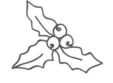

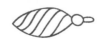

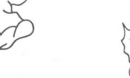

Puzzle #2

9x9 Sudoku

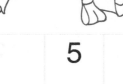

	5				9		3	2
			8	5		4		
7						6		9
1		2			7		9	4
	9		4		2		6	3
						1	2	
8			9	2	5		1	
2	3					9		
		7	6		4	2	8	5

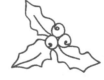

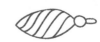

Puzzle #3

9x9 Sudoku

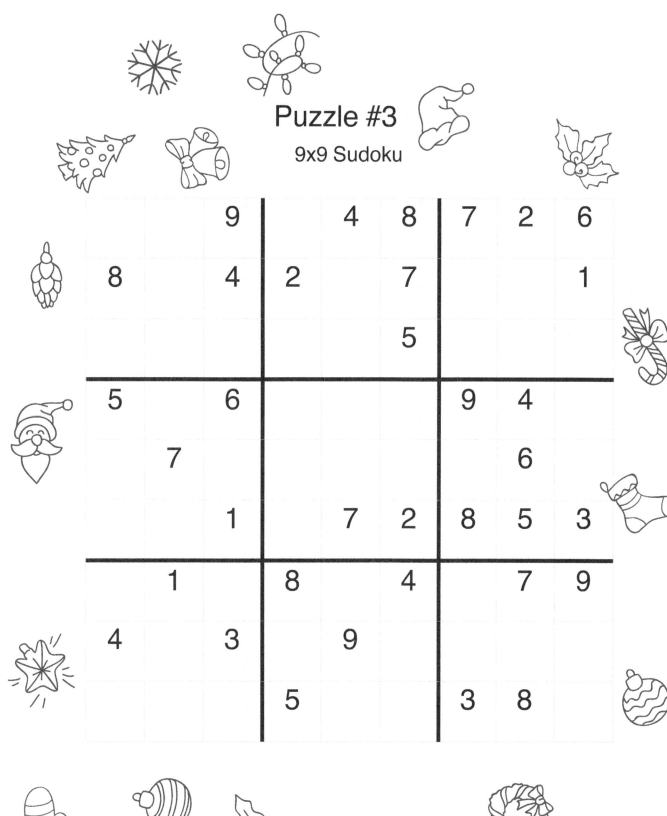

		9		4	8	7	2	6
8		4	2		7			1
					5			
5		6				9	4	
	7						6	
		1		7	2	8	5	3
	1		8		4		7	9
4		3		9				
			5			3	8	

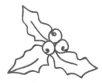
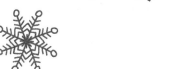

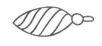

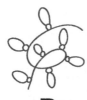

Puzzle #4

9x9 Sudoku

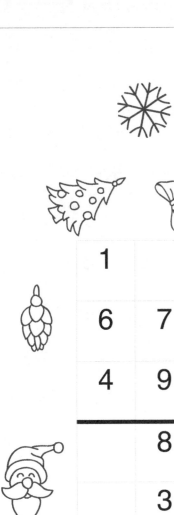

1		5	6	8			3	
6	7					9		
4	9			3	6			1
	8	6		4		2		
	3			7		8		
			3	1	7	5		
						5		8
8	1	7	5			6		
			4	6		7	2	

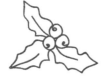
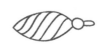

Puzzle #5

9x9 Sudoku

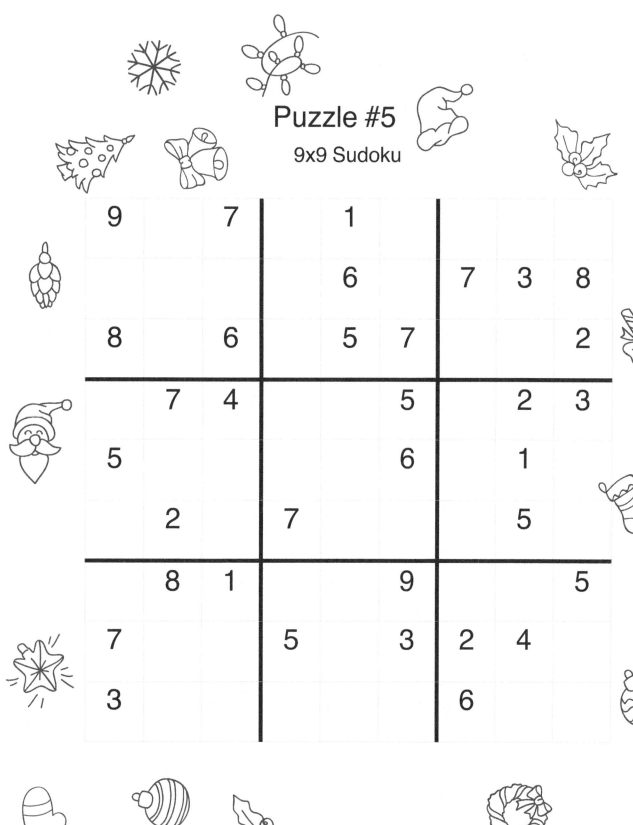

9		7		1				
				6		7	3	8
8		6		5	7			2
	7	4			5		2	3
5				6			1	
	2		7				5	
	8	1			9			5
7			5		3	2	4	
3					6			

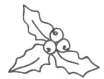

Puzzle #6

9x9 Sudoku

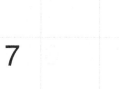
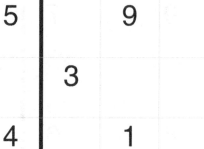

	3				5		9	
2		8	7			3		
		7			4		1	
3	6				1		2	5
7	4			6	9		8	3
8								
4		6		7	2	5		
	1		6	9				
	7	3	5	4		2		

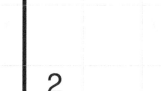

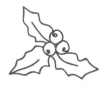

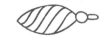

50

Puzzle #7

9x9 Sudoku

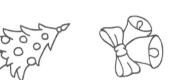

	8	1			2	9	7	
2				4				
		9	6		7	4		
		4			8			3
6			3	9		7	5	8
				5	1	6		
				9		8	6	7
3		2		1	6	5		9
	9					2		1

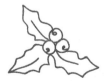
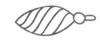

Puzzle #8

9x9 Sudoku

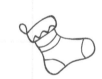

1				7				
9		4	1			5		7
5	2			4			9	
6	8				4	3		2
7	1	5			3			
	4	3		9				
	7		2	5	9		1	3
	5	2	7	8		9	4	6
8				3				

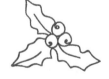
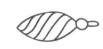

Puzzle #9

9x9 Sudoku

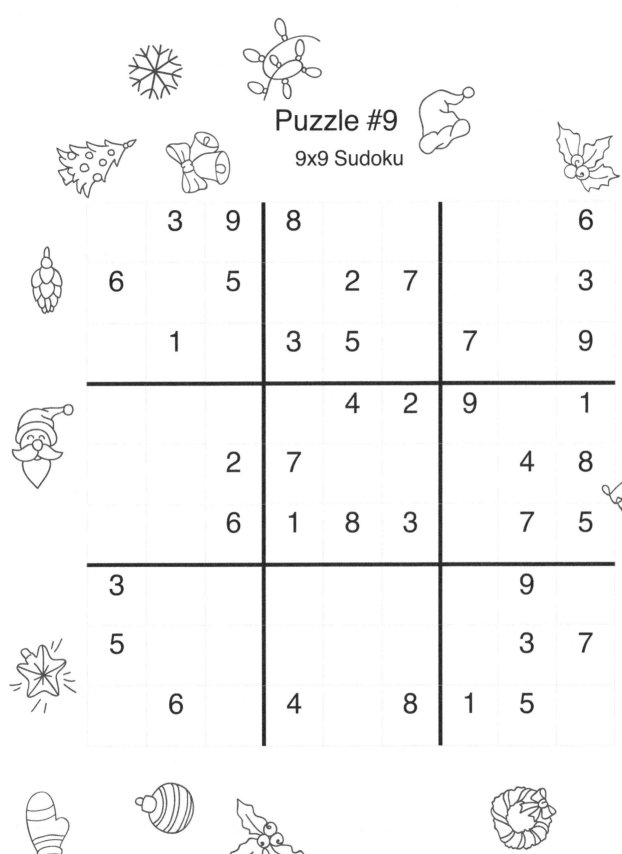

	3	9	8					6
	6		5		2	7		3
	1		3	5		7		9
				4	2	9		1
		2	7				4	8
		6	1	8	3		7	5
3						9		
5						3	7	
	6		4		8	1	5	

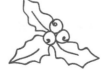

Puzzle #10

9x9 Sudoku

2			3			5		
	8		1	5		9	3	2
	5						1	4
2		1		9			7	3
8				6	7	2	9	
	4		2	1	3			5
	1		6					
6		4			2			
7	9	3						8

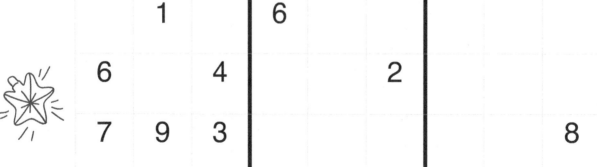

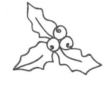
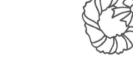

54

How to play

Finding the Words:
Look for each word in the word list within the puzzle grid. Words can be hidden horizontally, vertically, diagonally, and even backward.
Words may share letters.

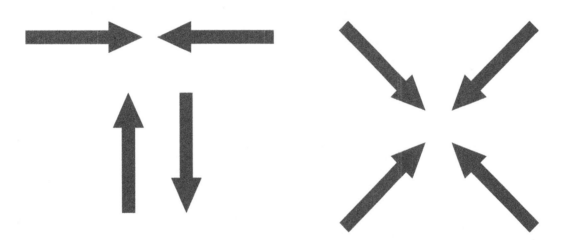

Solutions can be found at the back of the book

Have Fun!
The word search is a relaxing and enjoyable activity, so take your time, and have fun finding the hidden words!

Birthday Puzzle 1

```
C   H   I   L   D   T   S   S

W   B   O   W   U   Y   E   W

R   I   I   G   O   P   A   E

A   Q   C   T   I   I   U   E

P   W   P   I   E   F   Z   T

P   M   Q   K   N   E   T   S

E   O   A   U   R   G   C   M

D   C   E   V   E   N   T   P
```

BOW	CAKE	CHILD
EVENT	GIFT	ICING
SWEETS	TOYS	WRAPPED

Animals Puzzle 2

```
U   T   U   R   T   L   E   G

Q   H   O   R   S   E   O   Y

D   W   U   I   V   R   V   E

E   N   U   Q   F   X   L   H

E   R   G   A   O   A   Q   R

R   O   L   F   H   O   A   K

D   O   Q   W   C   E   T   G

S   L   T   P   B   W   N   A
```

FROG   HORSE   BEAR
DEER   DOG   FOX
TURTLE   WHALE

Colors Puzzle 3

```
I   S   M   P   I   N   K   E

K   G   R   E   E   N   G   W

B   R   O   W   N   N   O   P

C   G   F   K   A   L   U   U

A   R   U   R   L   Z   Y   R

E   A   O   E   K   G   U   P

K   Y   Y   D   K   P   Y   L

D   W   H   I   T   E   D   E
```

BROWN	GRAY	GREEN
ORANGE	PINK	PURPLE
RED	WHITE	YELLOW

Kitchen Puzzle 4

```
M   S   S   H   E   A   R   S
S   S   O   N   S   Z   T   B
A   L   A   I   T   R   I   O
U   I   P   C   O   M   N   T
C   C   V   E   V   I   T   T
E   E   A   B   E   P   Y   L
R   R   O   O   R   O   M   E
W   K   C   X   P   T   T   H
```

BOTTLE   ICEBOX   POT
SAUCER   SHEARS   SLICER
SOAP   STOVE   TIN

Music Puzzle 5

```
B    L    P    V    H    O    K    B
L    J    C    H    Y    N    X    H
U    S    R    H    U    X    M    D
E    O    O    F    D    X    E    I
S    U    C    J    F    P    T    S
Y    L    K    H    T    P    A    C
W    L    V    X    K    O    L    O
X    J    A    Z    Z    P    V    R
```

DISCO   FUNK   METAL
POP   ROCK   SOUL
BLUES   JAZZ

Happiness Puzzle 6

```
G   R   A   T   I   F   Y   J

T   F   N   R   W   G   R   B

H   M   I   R   T   H   E   L

R   F   G   L   A   D   L   I

I   B   U   E   S   Y   I   S

L   B   P   N   O   X   S   S

L   U   P   U   N   B   H   T

Q   W   E   Z   C   Y   T   D
```

BLISS   FUNNY   GLAD
GRATIFY   MIRTH   RELISH
THRILL

Plants Puzzle 7

```
C   Y   I   H   O   Y   A   V

A   P   O   T   H   O   S   S

C   N   B   X   A   J   N   Y

T   P   S   C   H   R   W   I

U   S   C   N   E   V   Z   I

S   U   P   F   A   N   Q   H

Y   P   R   I   C   K   L   E

C   A   L   A   T   H   E   A
```

CACTUS   CALATHEA   FERNS
HOYA   POTHOS   SNAKE
PRICKLE   YUCCA

Time Puzzle 8

```
E   S   E   C   O   N   D   X
F   S   U   P   Z   L   H   M
U   W   W   G   F   A   O   I
T   L   A   P   U   T   U   N
U   S   A   T   W   E   R   U
R   O   E   T   C   R   X   T
E   O   H   Z   E   H   E   E
A   N   Y   T   I   M   E   M
```

ANYTIME	FUTURE	HOUR
LATE	LATER	MINUTE
SECOND	SOON	WATCH

Dogs Puzzle 9

```
O   S   E   T   T   E   R   B

C   A   K   I   T   A   B   R

O   G   B   B   X   M   W   I

L   R   O   F   A   Z   G   A

L   O   X   J   G   R   G   R

I   W   E   F   B   M   K   D

E   L   R   Y   H   P   D   O

S   W   E   S   T   I   E   D
```

AKITA	WESTIE	BARK
BOXER	BRIARD	COLLIE
GROWL	SETTER	

Clothing Puzzle 10

```
T   C   O   L   L   A   R   X

Y   E   S   F   T   Z   F   A

G   W   D   I   D   I   E   T

A   G   K   D   V   P   D   T

P   D   E   Z   Y   P   O   I

C   L   O   A   K   E   R   R

N   B   Q   F   R   R   A   E

M   U   F   F   L   E   R   C
```

ATTIRE   CLOAK   COLLAR
FEDORA   GEAR   KIT
MUFFLER   TEDDY   ZIPPER

Body Puzzle 11

```
L  G  P  V  H  I  P  M
H  I  U  O  N  H  I  R
L  E  G  R  R  S  N  T
I  C  T  N  E  E  K  W
E  F  H  A  C  T  Y  M
V  O  G  I  T  O  E  Q
F  O  V  L  N  H  K  R
J  T  X  T  E  E  T  H
```

CHIN   FOOT   LEG
NAIL   PINKY   PORE
TEETH   TOE   URETER

House Puzzle 12

```
X   S   L   D   M   A   S   R

G   S   T   A   I   L   W   G

I   B   C   O   M   E   S   A

R   A   U   R   O   P   T   R

D   P   U   T   I   P   A   A

E   R   O   O   F   B   I   G

R   Q   F   L   O   O   R   E

J   S   T   E   P   S   S   W
```

CRIB   FLOOR   GARAGE
GIRDER   LAMP   ROOF
STAIRS   STEPS   STOOP

To play a hangman game, you typically follow these steps:

Choose a word or phrase: One person thinks of a word or phrase and keeps it a secret from the other players. This will be the word that the other players have to guess.

Set up the hangman display: Draw a series of dashes on a piece of paper or a whiteboard, representing each letter of the word or phrase. For example, if the word is "hangman," you would draw seven dashes: "_ _ _ _ _ _ _".

Start guessing letters: The players take turns guessing letters of the word. Each player can guess one letter at a time.

Reveal correct guesses: If a player guesses a letter that is in the word, the person who chose the word reveals the positions of the correctly guessed letters in the word. For example, if someone guesses "a" and the word is "hangman," the person would reveal that there is an "a" in the word: "_ a _ _ _ a _".

Mark incorrect guesses: If a player guesses a letter that is not in the word, the person who chose the word adds a body part to the hangman display. Traditionally, this is represented by drawing a gallows and adding parts of a stick figure as incorrect guesses accumulate.

Continue guessing: The players continue taking turns guessing letters until they either guess the word correctly or complete the hangman display.

End the game: The game ends when either the word is fully guessed and revealed or when the hangman display is completed (typically a full stick figure). If the word is guessed, the player who correctly guessed it wins. If the hangman display is completed, the person who chose the word wins.

Remember, the rules and variations of the game can vary, so you can adapt them as per your preferences.

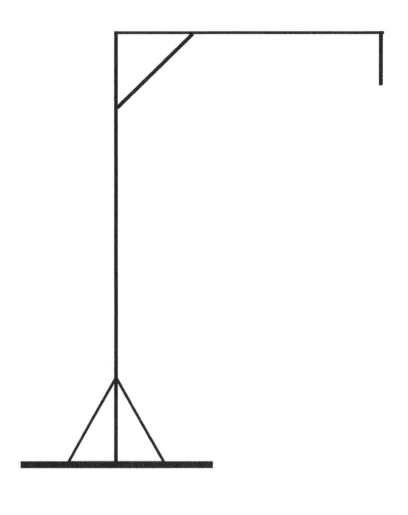

A B C D E F G H I J K L M

N O P Q R S T U V W X Y Z

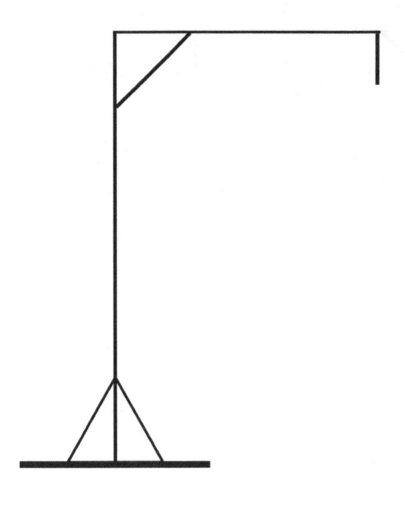

- -

- -

A B C D E F G H I J K L M

N O P Q R S T U V W X Y Z

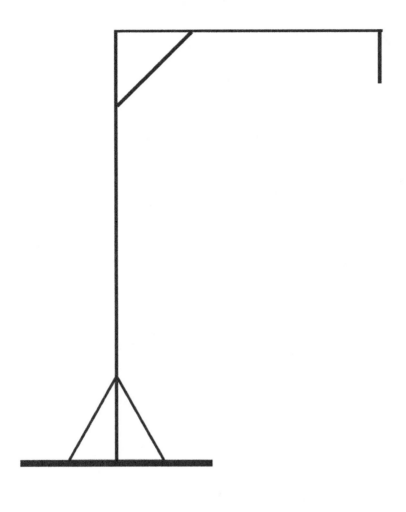

- - - - - - - - - - - - - - - - - - - -

- - - - - - - - - - - - - - - - - - - -

A B C D E F G H I J K L M

N O P Q R S T U V W X Y Z

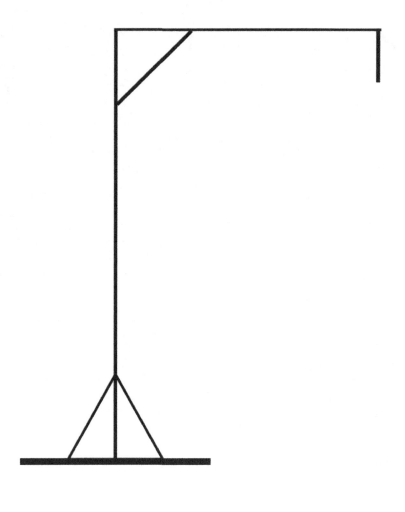

- -

- -

A B C D E F G H I J K L M

N O P Q R S T U V W X Y Z

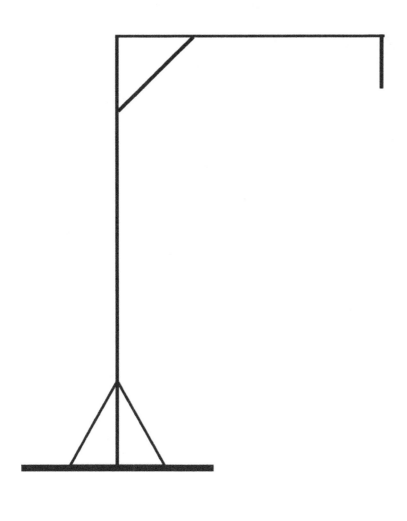

_ _

_ _

A B C D E F G H I J K L M
N O P Q R S T U V W X Y Z

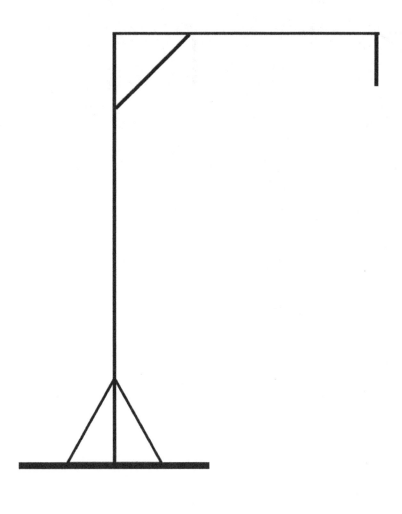

- -

- -

A B C D E F G H I J K L M

N O P Q R S T U V W X Y Z

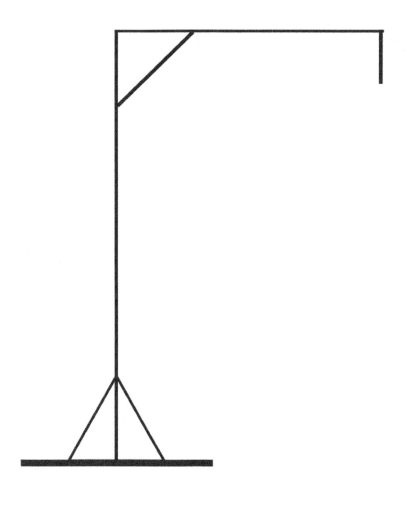

- -

- -

A B C D E F G H I J K L M

N O P Q R S T U V W X Y Z

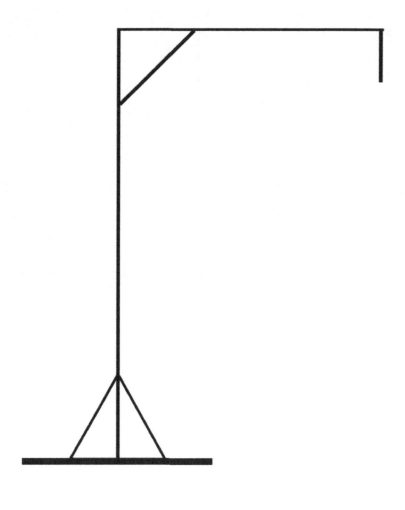

- -

- -

A B C D E F G H I J K L M

N O P Q R S T U V W X Y Z

Dots and Boxes

Play: Each player takes turn drawing one line between two dots (no diagonals!) If that line completes a square, the player writes their initial in the box and draws another line. Play continues until all dots have been connected. The player with the most boxes wins!

sample: M wins!

Game 1

Game 2

Game 3

Grab some crayons or markers, and get ready to color a fantastic mandala

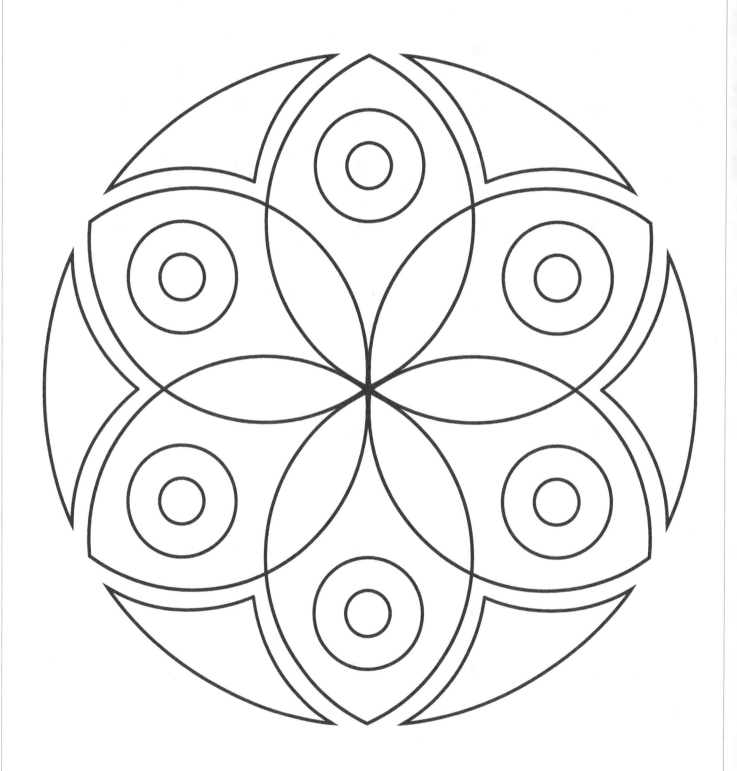

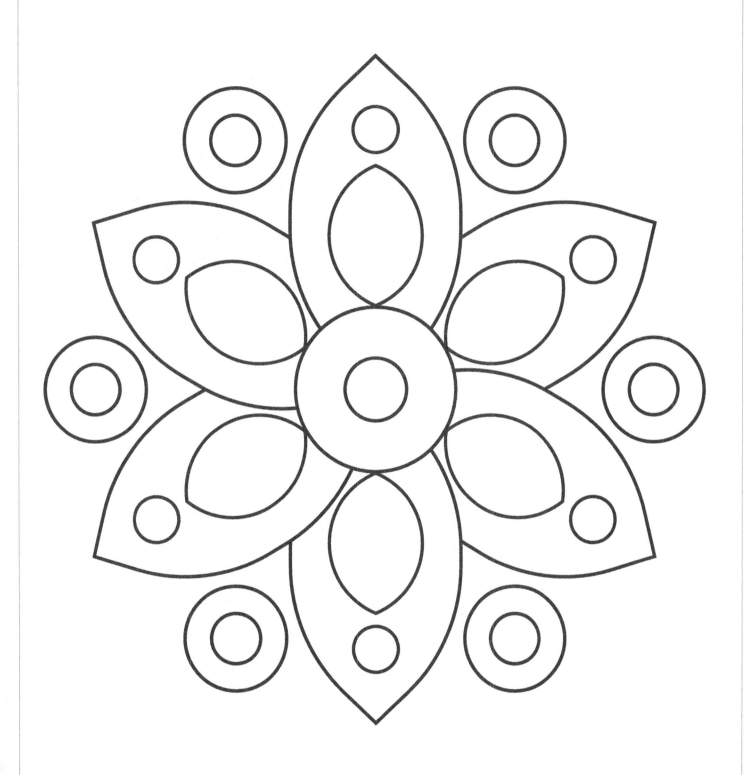

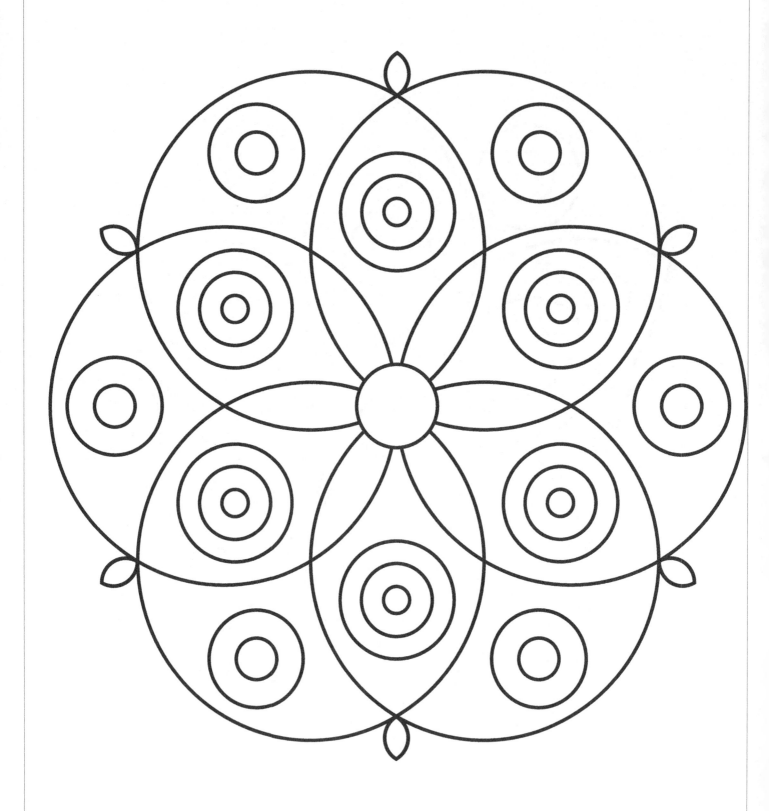

84

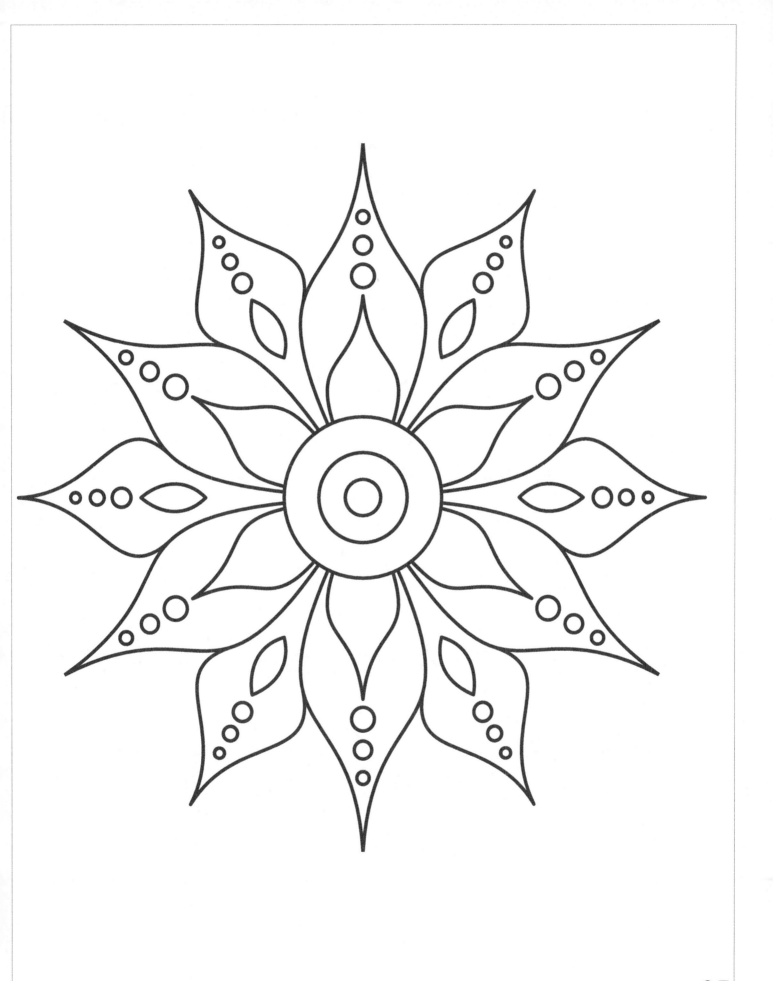

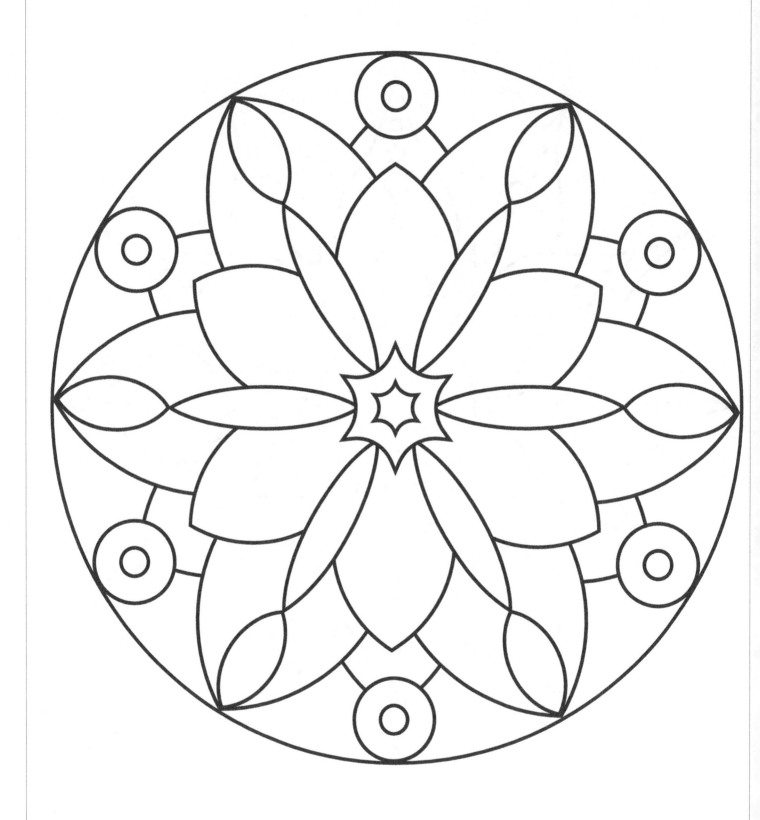

86

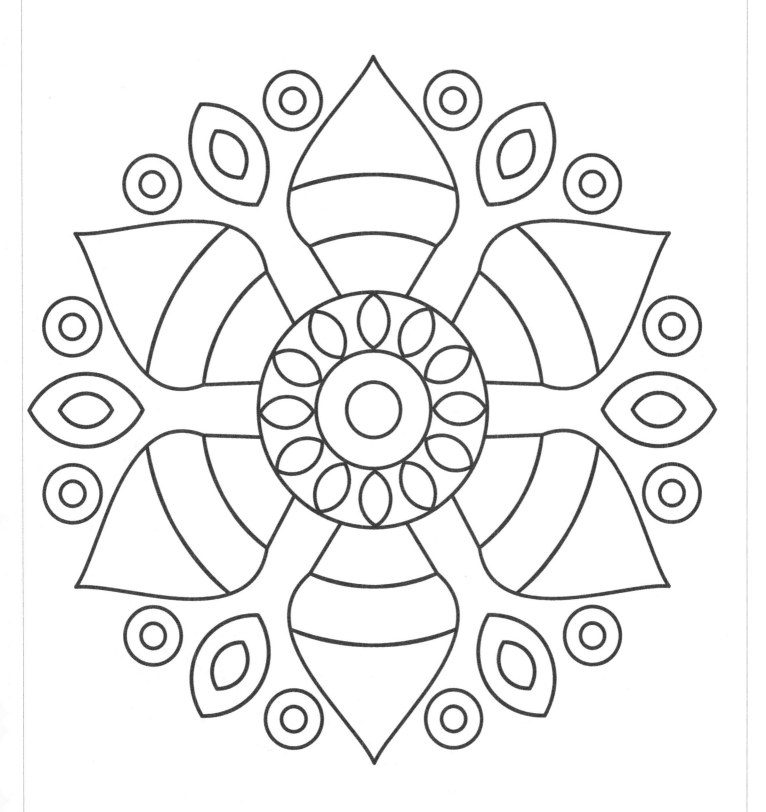

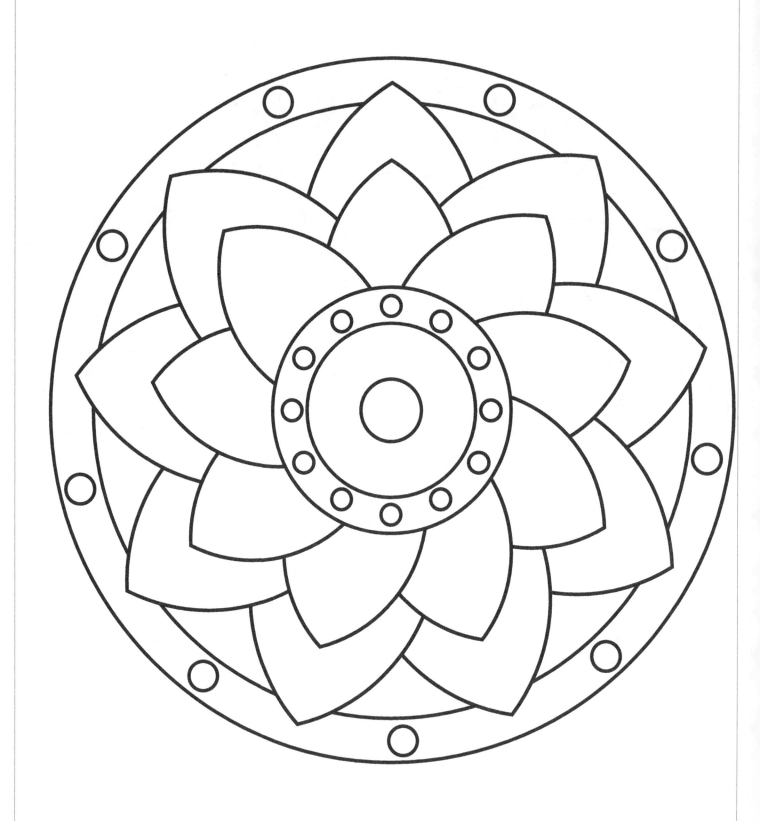

88

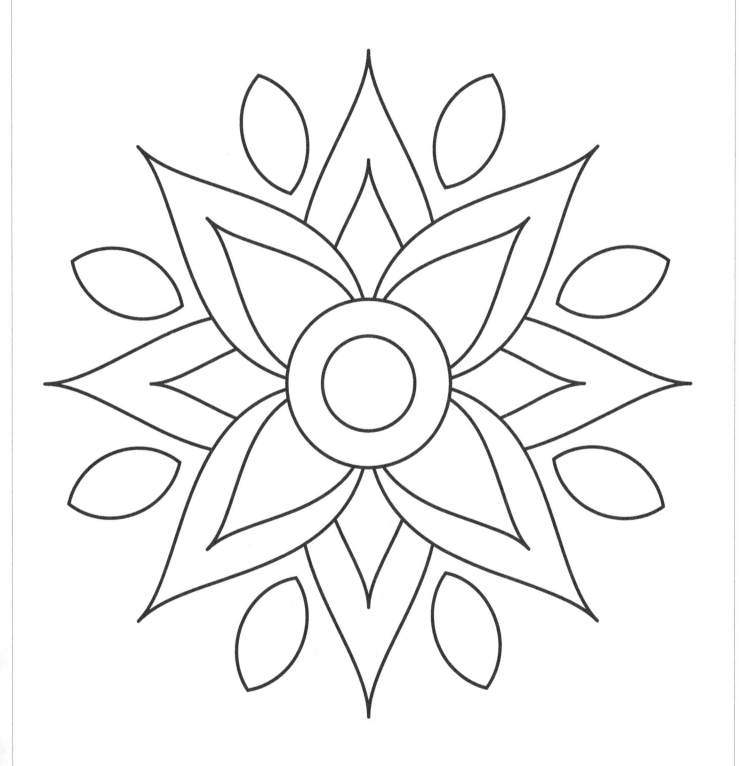

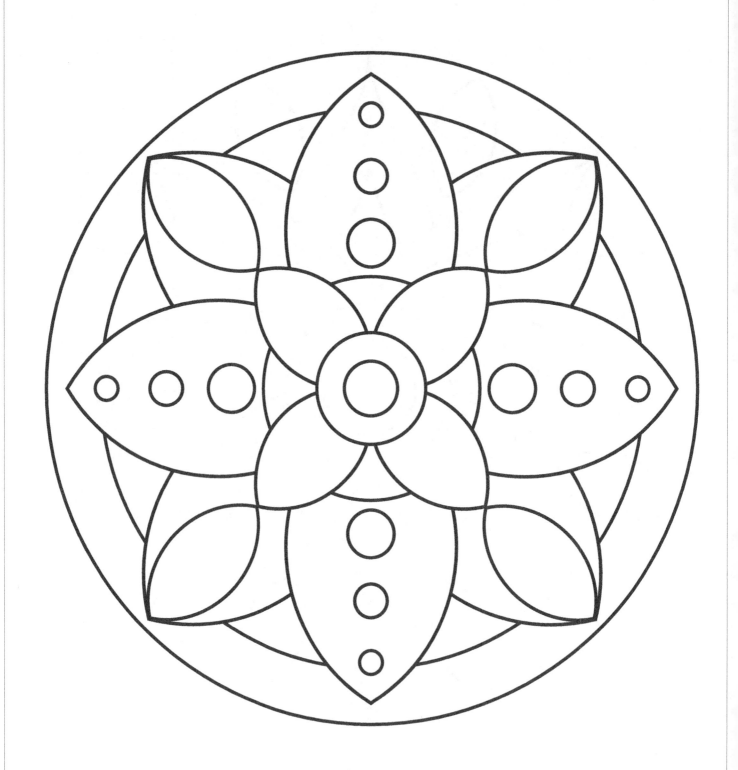

90

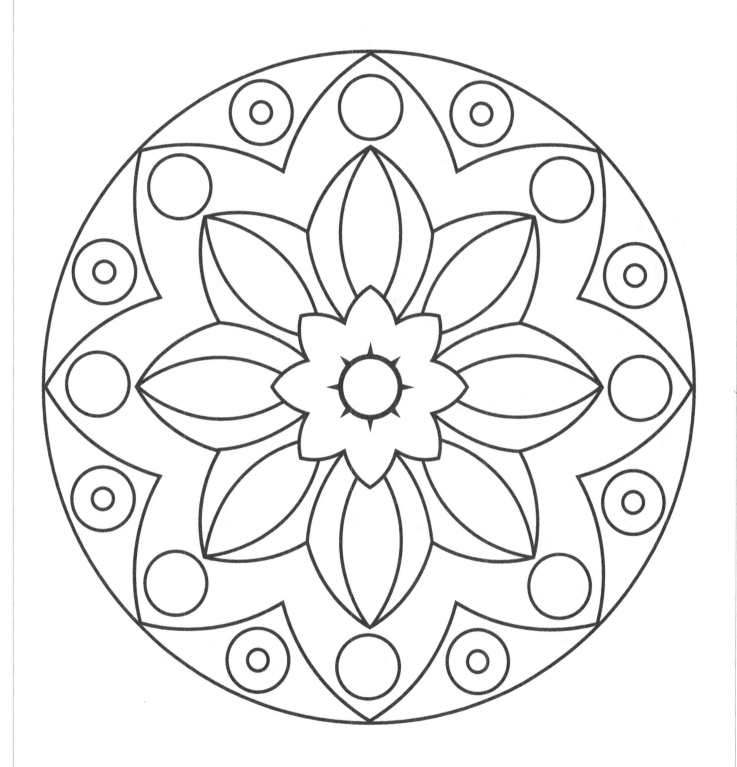

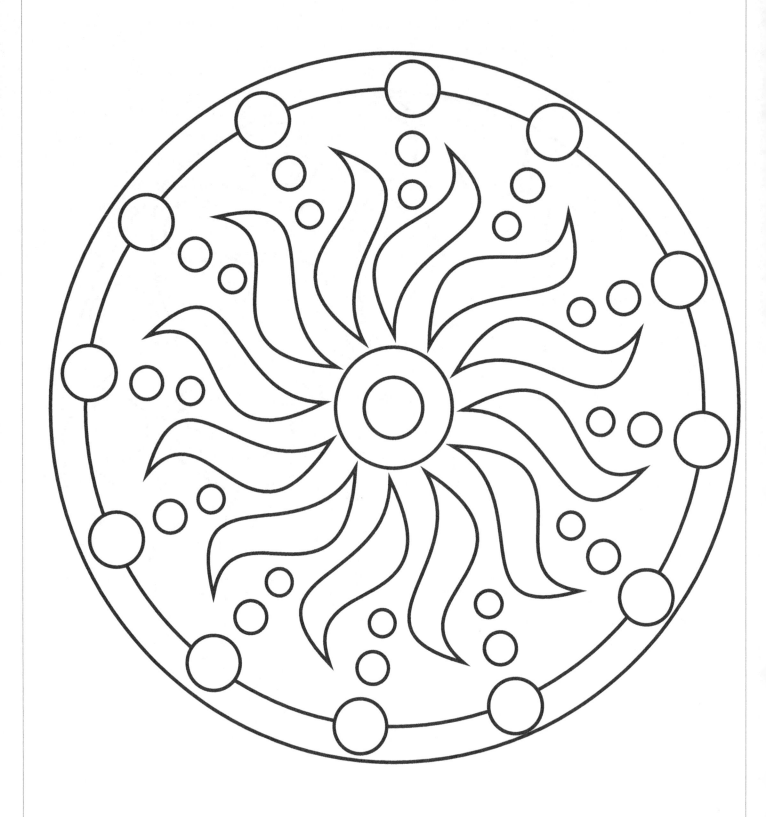

92

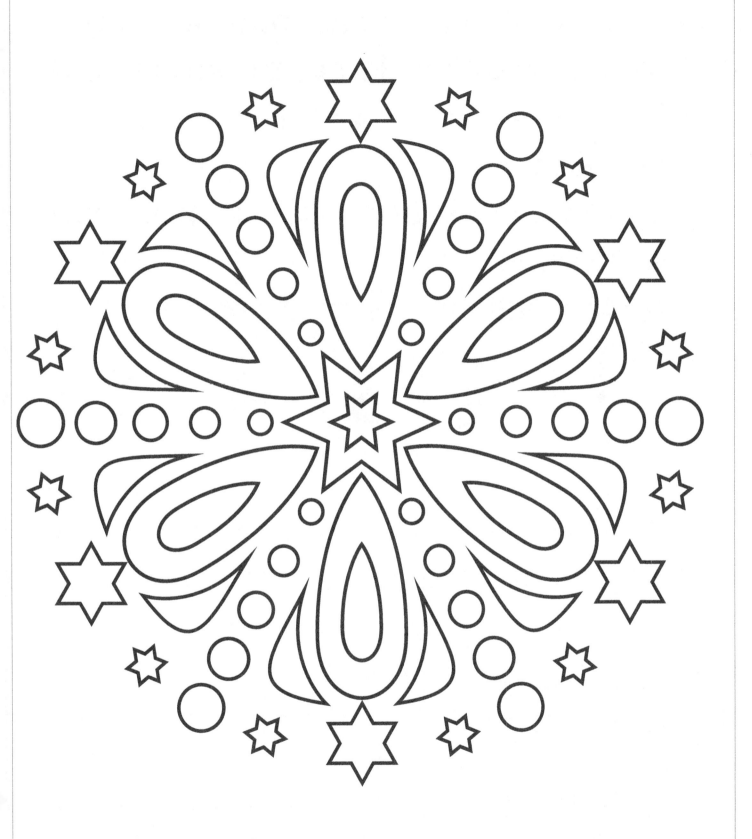

HOW TO PLAY

- Pair up all the similar numbers on the grid with single continuous lines.
- Numbers have to fall at the end of each line.
- LINEs can't branch off or cross over each other.
- All the cells in the grid are filled.

1	2	3	4	5
1	2	3	4	5

		3	2	1
		4		
	2	1	4	
	3			

				2
	3			
				3
		4	2	1
4	1			

	4		4	
	2	3		1
				3
	1			2

1	4	3		
		2		
	2	1	4	
			3	

98

1				3
	3	4	2	4
	2			1

2			3	4
		4	1	
		2	3	1

				1
	4	2		2
1				
4	3		3	

	3			
			4	
3	2	4	2	
1				1

		1		2
	2			4
	4			
	3		3	1

Players take turns putting their marks in empty squares. The first player to get 3 of her marks in a row (up, down, across, or diagonally) is the winner. When all 9 squares are full, the game is over. If no player has 3 marks in a row, the game ends in a tie.

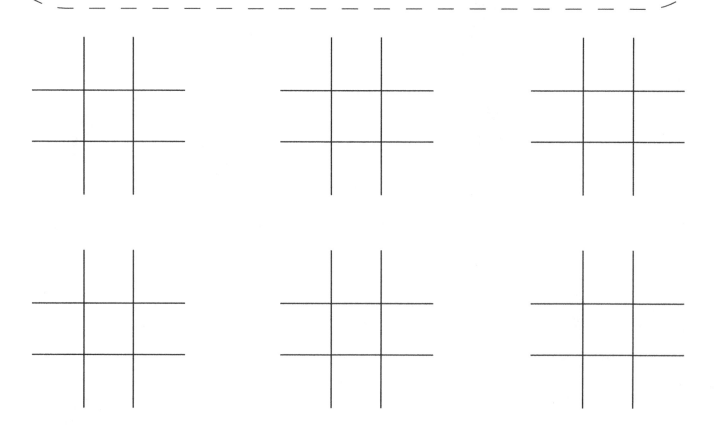

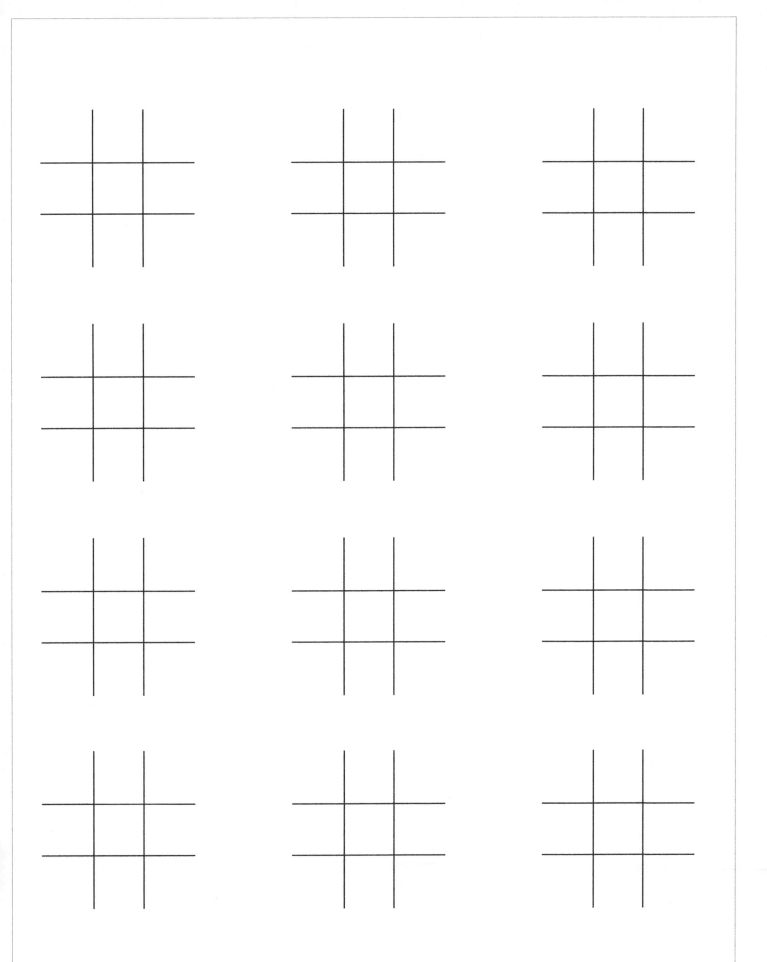

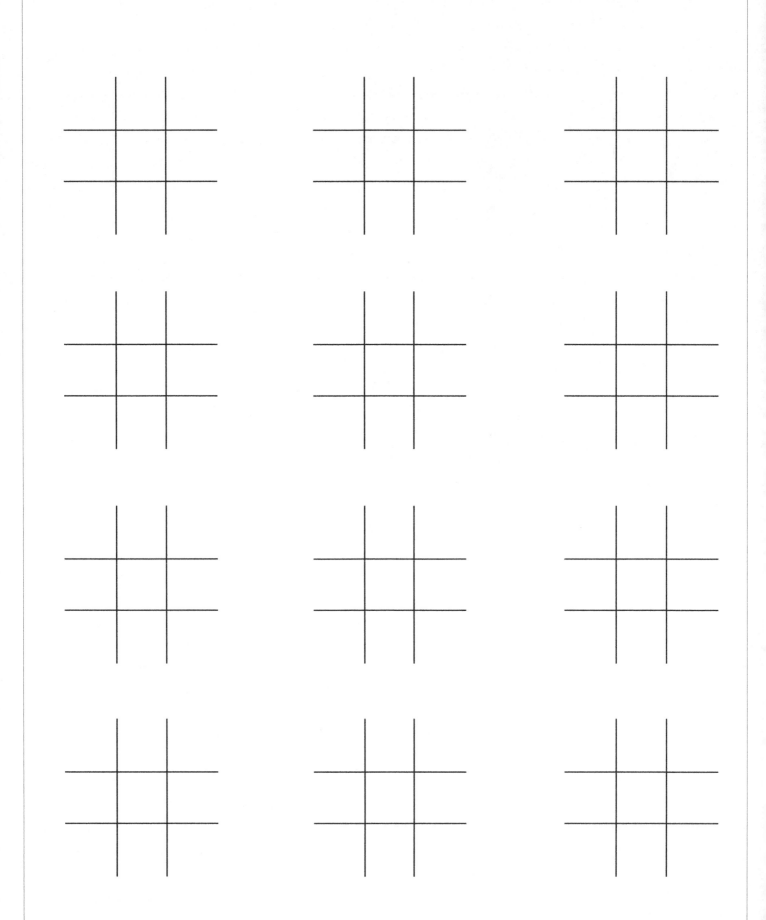

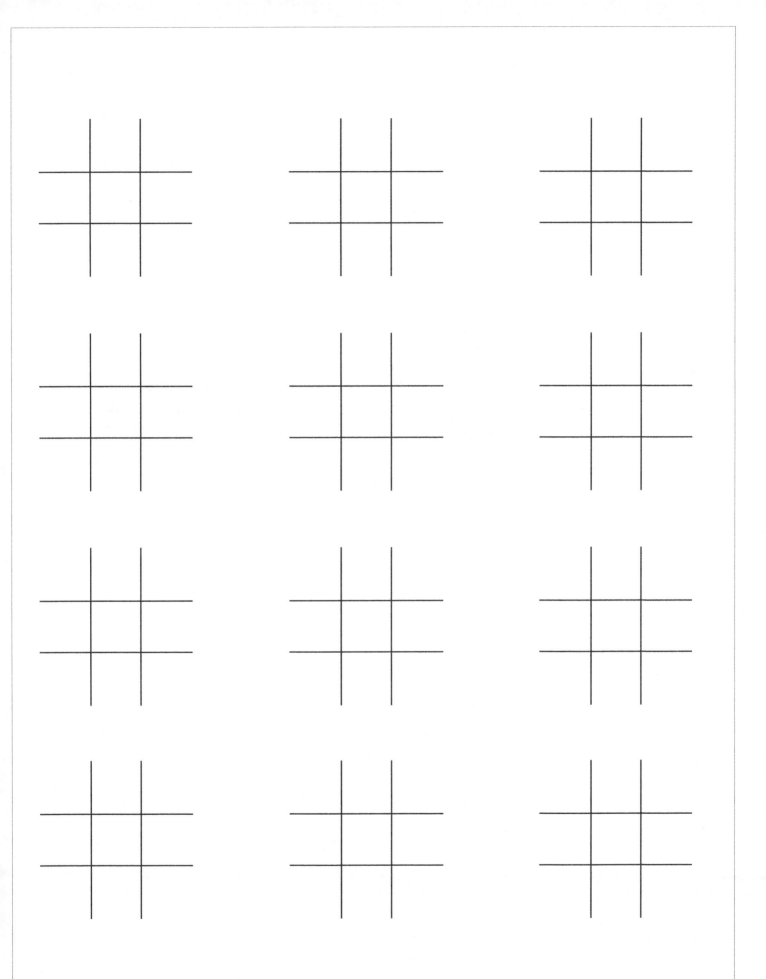

SOLUTIONS

MAZE 1

MAZE 2

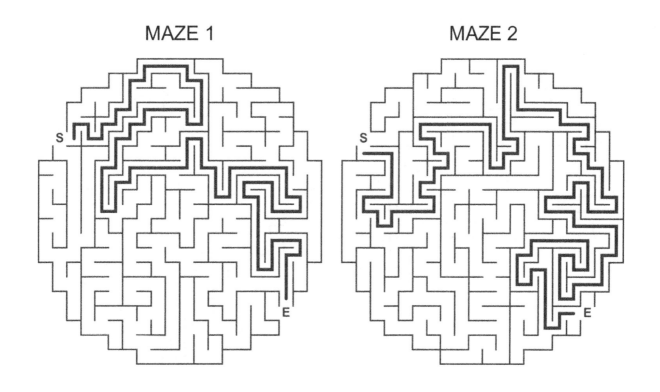

MAZE 3

MAZE 4

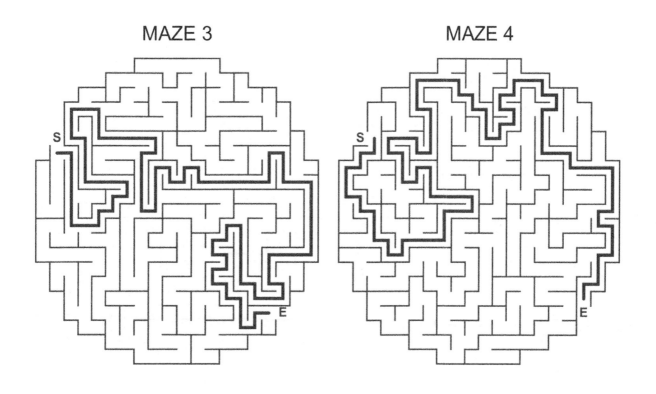

MAZE 5

MAZE 6

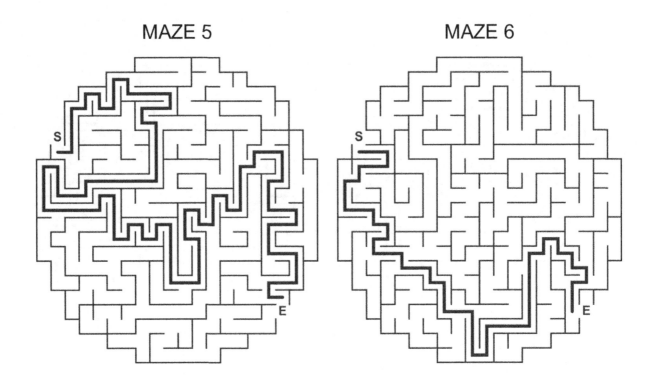

MAZE 7

MAZE 8

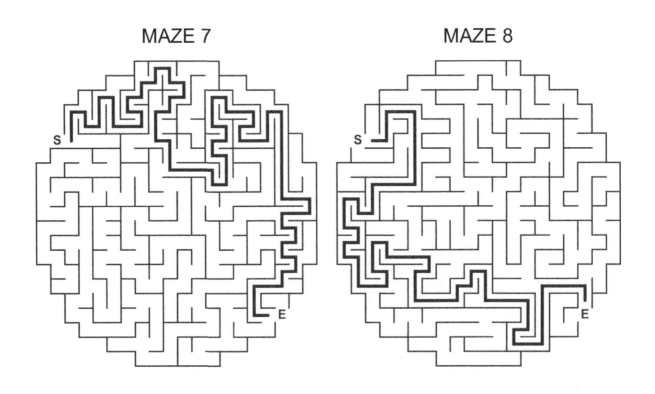

MAZE 9

MAZE 10

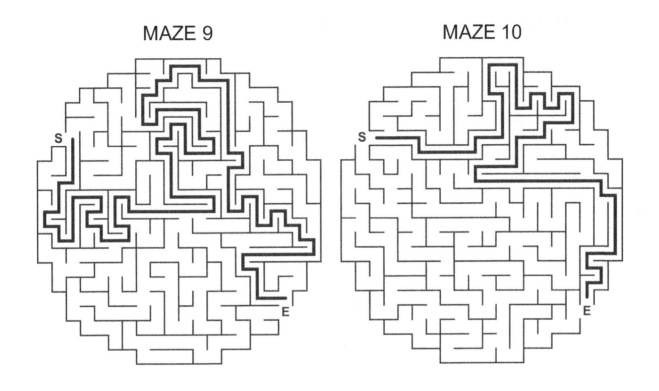

MAZE 11

MAZE 12

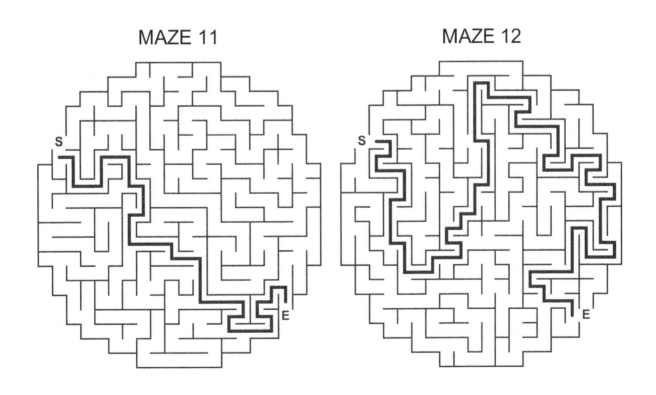

Puzzle #1

6	2	3	4	1	5
4	5	1	3	6	2
5	1	4	2	3	6
2	3	6	1	5	4
1	4	5	6	2	3
3	6	2	5	4	1

Puzzle #2

5	6	2	3	4	1
1	3	4	2	5	6
2	1	3	5	6	4
4	5	6	1	3	2
3	4	1	6	2	5
6	2	5	4	1	3

Puzzle #3

3	1	2	5	6	4
5	6	4	3	1	2
4	5	1	2	3	6
2	3	6	1	4	5
1	4	5	6	2	3
6	2	3	4	5	1

Puzzle #4

6	5	3	4	2	1
1	2	4	5	6	3
4	1	6	2	3	5
5	3	2	1	4	6
3	4	5	6	1	2
2	6	1	3	5	4

Puzzle #5

1	5	4	3	6	2
2	3	6	4	1	5
4	2	5	6	3	1
3	6	1	5	2	4
6	4	2	1	5	3
5	1	3	2	4	6

Puzzle #6

1	6	3	5	4	2
4	5	2	6	1	3
3	1	4	2	5	6
5	2	6	1	3	4
6	4	1	3	2	5
2	3	5	4	6	1

Puzzle #7

3	5	2	4	6	1
4	1	6	2	5	3
6	4	5	1	3	2
1	2	3	6	4	5
5	6	1	3	2	4
2	3	4	5	1	6

Puzzle #8

1	6	4	3	2	5
5	3	2	4	6	1
2	4	6	5	1	3
3	5	1	6	4	2
4	1	3	2	5	6
6	2	5	1	3	4

Puzzle #9

6	3	1	5	2	4
4	2	5	1	3	6
3	5	4	6	1	2
1	6	2	3	4	5
2	1	6	4	5	3
5	4	3	2	6	1

Puzzle #10

1	4	2	3	5	6
6	3	5	1	2	4
2	5	6	4	3	1
4	1	3	2	6	5
5	2	1	6	4	3
3	6	4	5	1	2

Puzzle #11

2	4	3	5	1	6
1	5	6	3	4	2
3	1	4	6	2	5
6	2	5	4	3	1
5	3	2	1	6	4
4	6	1	2	5	3

Puzzle #12

4	5	2	3	1	6
1	6	3	4	5	2
5	4	1	2	6	3
2	3	6	5	4	1
3	1	4	6	2	5
6	2	5	1	3	4

Puzzle #1

5	8	9	1	6	4	7	3	2
1	4	2	7	3	5	6	9	8
7	3	6	9	8	2	5	4	1
4	2	1	5	9	8	3	6	7
9	6	3	2	7	1	4	8	5
8	7	5	6	4	3	2	1	9
2	1	8	3	5	6	9	7	4
6	9	4	8	2	7	1	5	3
3	5	7	4	1	9	8	2	6

Puzzle #2

4	5	1	7	6	9	8	3	2
6	2	9	8	5	3	4	7	1
7	8	3	2	4	1	6	5	9
1	6	2	3	8	7	5	9	4
5	9	8	4	1	2	7	6	3
3	7	4	5	9	6	1	2	8
8	4	6	9	2	5	3	1	7
2	3	5	1	7	8	9	4	6
9	1	7	6	3	4	2	8	5

Puzzle #3

1	5	9	3	4	8	7	2	6
8	3	4	2	6	7	5	9	1
7	6	2	9	1	5	4	3	8
5	2	6	1	8	3	9	4	7
3	7	8	4	5	9	1	6	2
9	4	1	6	7	2	8	5	3
2	1	5	8	3	4	6	7	9
4	8	3	7	9	6	2	1	5
6	9	7	5	2	1	3	8	4

Puzzle #4

1	2	5	6	8	9	4	3	7
6	7	3	1	2	4	9	8	5
4	9	8	7	5	3	6	2	1
7	8	6	9	4	5	2	1	3
5	3	1	2	7	6	8	4	9
9	4	2	8	3	1	7	5	6
2	6	4	3	1	7	5	9	8
8	1	7	5	9	2	3	6	4
3	5	9	4	6	8	1	7	2

Puzzle #5

9	3	7	8	1	2	5	6	4
2	1	5	9	6	4	7	3	8
8	4	6	3	5	7	1	9	2
6	7	4	1	9	5	8	2	3
5	9	8	2	3	6	4	1	7
1	2	3	7	4	8	9	5	6
4	8	1	6	2	9	3	7	5
7	6	9	5	8	3	2	4	1
3	5	2	4	7	1	6	8	9

Puzzle #6

1	3	4	8	2	5	6	9	7
2	9	8	7	1	6	3	5	4
6	5	7	9	3	4	8	1	2
3	6	9	4	8	1	7	2	5
7	4	5	2	6	9	1	8	3
8	2	1	3	5	7	9	4	6
4	8	6	1	7	2	5	3	9
5	1	2	6	9	3	4	7	8
9	7	3	5	4	8	2	6	1

Puzzle #7

4	8	1	5	3	2	9	7	6
2	6	7	1	4	9	3	8	5
5	3	9	6	8	7	4	1	2
9	5	4	7	6	8	1	2	3
6	1	3	9	2	4	7	5	8
7	2	8	3	5	1	6	9	4
1	4	5	2	9	3	8	6	7
3	7	2	8	1	6	5	4	9
8	9	6	4	7	5	2	3	1

Puzzle #8

1	6	8	9	7	5	2	3	4
9	3	4	1	6	2	5	8	7
5	2	7	3	4	8	6	9	1
6	8	9	5	1	4	3	7	2
7	1	5	8	2	3	4	6	9
2	4	3	6	9	7	1	5	8
4	7	6	2	5	9	8	1	3
3	5	2	7	8	1	9	4	6
8	9	1	4	3	6	7	2	5

Puzzle #9

7	3	9	8	1	4	5	2	6
6	8	5	9	2	7	4	1	3
2	1	4	3	5	6	7	8	9
8	7	3	5	4	2	9	6	1
1	5	2	7	6	9	3	4	8
4	9	6	1	8	3	2	7	5
3	2	1	6	7	5	8	9	4
5	4	8	2	9	1	6	3	7
9	6	7	4	3	8	1	5	2

Puzzle #10

1	2	9	3	7	4	5	8	6
4	7	8	1	5	6	9	3	2
3	5	6	9	2	8	7	1	4
2	6	1	8	9	5	4	7	3
8	3	5	4	6	7	2	9	1
9	4	7	2	1	3	8	6	5
5	1	2	6	8	9	3	4	7
6	8	4	7	3	2	1	5	9
7	9	3	5	4	1	6	2	8

Birthday Puzzle 1 - Solution

C	H	I	L	D	T	S	S
W	B	O	W	U	Y	E	W
R	I	I	G	O	P	A	E
A	Q	C	T	I	I	U	E
P	W	P	I	E	F	Z	T
P	M	Q	K	N	E	T	S
E	O	A	U	R	G	C	M
D	C	E	V	E	N	T	P

Animals Puzzle 2 - Solution

U	T	U	R	T	L	E	G
Q	H	O	R	S	E	O	Y
D	W	U	I	V	R	V	E
E	N	U	Q	F	X	L	H
E	R	G	A	O	A	Q	R
R	O	L	F	H	O	A	K
D	O	Q	W	C	E	T	G
S	L	T	P	B	W	N	A

Colors Puzzle 3 - Solution

I	S	M	P	I	N	K	E
K	G	R	E	E	N	G	W
B	R	O	W	N	N	O	P
C	G	F	K	A	L	U	U
A	R	U	R	L	Z	Y	R
E	A	O	E	K	G	U	P
K	Y	Y	D	K	P	Y	L
D	W	H	I	T	E	D	E

Kitchen Puzzle 4 - Solution

M	S	S	H	E	A	R	S
S	S	O	N	S	Z	T	B
A	L	A	I	T	R	I	O
U	I	P	C	O	M	N	T
C	C	V	E	V	I	T	T
E	E	A	B	E	P	Y	L
R	R	O	O	R	O	M	E
W	K	C	X	P	T	T	H

Music Puzzle 5 – Solution

B	L	P	V	H	O	K	B
L	J	C	H	Y	N	X	H
U	S	R	H	U	X	M	D
E	O	O	F	D	X	E	I
S	U	C	J	F	P	T	S
Y	L	K	H	T	P	A	C
W	L	V	X	K	O	L	O
X	J	A	Z	Z	P	V	R

Happiness Puzzle 6 – Solution

G	R	A	T	I	F	Y	J
T	F	N	R	W	G	R	B
H	M	I	R	T	H	E	L
R	F	G	L	A	D	L	I
I	B	U	E	S	Y	I	S
L	B	P	N	O	X	S	S
L	U	P	U	N	B	H	T
Q	W	E	Z	C	Y	T	D

Plants Puzzle 7 – Solution

C	Y	I	H	O	Y	A	V
A	P	O	T	H	O	S	S
C	N	B	X	A	J	N	Y
T	P	S	C	H	R	W	I
U	S	C	N	E	V	Z	I
S	U	P	F	A	N	Q	H
Y	P	R	I	C	K	L	E
C	A	L	A	T	H	E	A

Time Puzzle 8 – Solution

E	S	E	C	O	N	D	X
F	S	U	P	Z	L	H	M
U	W	W	G	F	A	O	I
T	L	A	P	U	T	U	N
U	S	A	T	W	E	R	U
R	O	E	T	C	R	X	T
E	O	H	Z	E	H	E	E
A	N	Y	T	I	M	E	M

Dogs Puzzle 9 - Solution

O	S	E	T	T	E	R	B
C	A	K	I	T	A	B	R
O	G	B	B	X	M	W	I
L	R	O	F	A	Z	G	A
L	O	X	J	G	R	G	R
I	W	E	F	B	M	K	D
E	L	R	Y	H	P	D	O
S	W	E	S	T	I	E	D

Clothing Puzzle 10 - Solution

T	C	O	L	L	A	R	X
Y	E	S	F	T	Z	F	A
G	W	D	I	D	I	E	T
A	G	K	D	V	P	D	T
P	D	E	Z	Y	P	O	I
C	L	O	A	K	E	R	R
N	B	Q	F	R	R	A	E
M	U	F	F	L	E	R	C

Body Puzzle 11 - Solution

L	G	P	V	H	I	P	M
H	I	U	O	N	H	I	R
L	E	G	R	R	S	N	T
I	C	T	N	E	E	K	W
E	F	H	A	C	T	Y	M
V	O	G	I	T	O	E	Q
F	O	V	L	N	H	K	R
J	T	X	T	E	E	T	H

House Puzzle 12 - Solution

X	S	L	D	M	A	S	R
G	S	T	A	I	L	W	G
I	B	C	O	M	E	S	A
R	A	U	R	O	P	T	R
D	P	U	T	I	P	A	A
E	R	O	O	F	B	I	G
R	Q	F	L	O	O	R	E
J	S	T	E	P	S	S	W

"If you enjoyed my product, it would be greatly appreciated if you could leave a review so others can receive the same benefits you have. Your review will help me see what is and what isn't working so i can serve you better and all our other customers even more."

Train Brainbook

Please scan the QR code to access the Amazon review page

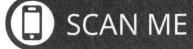

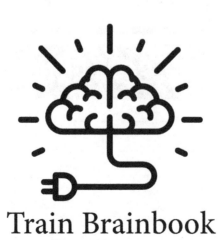

Train Brainbook

Made in the USA
Coppell, TX
28 December 2023

26984773R00070